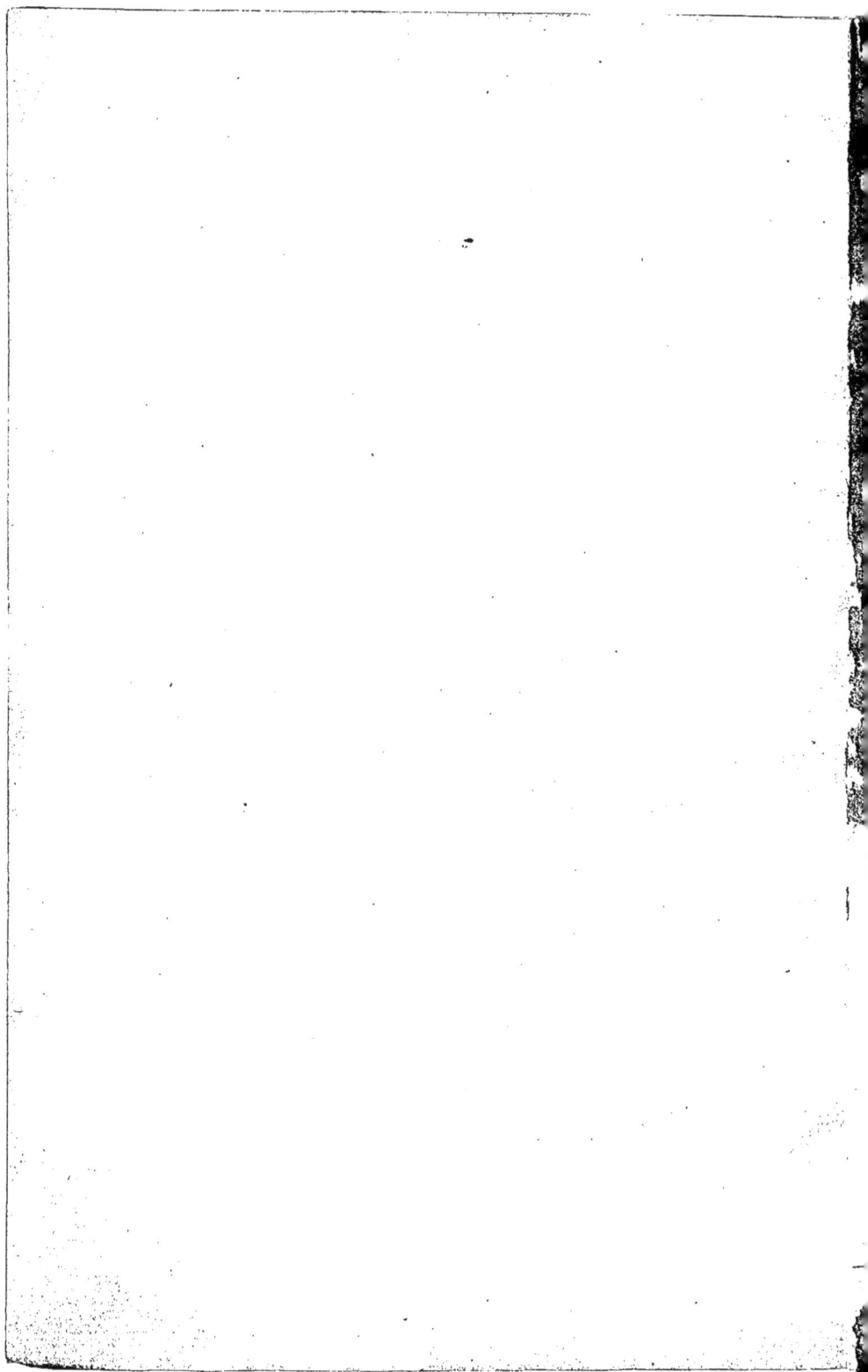

BIBLIOTHÈQUE ODONTOLOGIQUE

PUBLIÉE SOUS LE PATRONAGE DE L'ÉCOLE DENTAIRE DE PARIS

L'ART DENTAIRE

AUX

ÉTATS-UNIS

—

Rapport à l'Association Générale des Dentistes
de France

—

RÉSUMÉ SOMMAIRE DES TRAVAUX DE LA XVIIIe SECTION
DU CONGRÈS DE WASHINGTON

PAR

M. PAUL DUBOIS

DIRECTEUR DE « L'ODONTOLOGIE, »
PROFESSEUR SUPPLÉANT A L'ÉCOLE DENTAIRE DE PARIS
DÉLÉGUÉ DE L'ASSOCIATION GÉNÉRALE DES DENTISTES DE FRANCE
AU CONGRÈS INTERNATIONAL DES SCIENCES MÉDICALES
DE WASHINGTON

PARIS

BERTHIER

104, BOULEVARD SAINT-GERMAIN, 104

—

1888

DU MÊME AUTEUR

L'ART DENTAIRE

AUX

ÉTATS-UNIS

—

*Rapport à l'Association Générale des Dentistes
de France*

—

RÉSUMÉ SOMMAIRE DES TRAVAUX DE LA XVIIIe SECTION
DU CONGRÈS DE WASHINGTON

PAR

M. Paul DUBOIS

PARIS

BERTHIER

104, BOULEVARD SAINT-GERMAIN, 104

—

1888

TABLE DES MATIÈRES

Cette série d'études parut sous forme d'articles concurremment avec les compte-rendus des travaux de la XVIII° section du Congrès de Washington dans l'Odontologie dès notre retour d'Amérique à partir d'octobre 1887, sous le titre général

L'ART DENTAIRE AUX ÉTATS-UNIS

Grande fut notre surprise d'apprendre que notre distingué confrère, M. Kuhn, avait adopté exactement le même titre que nous.

Sur notre observation, M. Kuhn a bien voulu nous donner, dans la lettre qu'on va lire, l'explication de cette coïncidence.

Paris, 19 novembre 1888.

« Cher Monsieur Dubois,

« Au moment où je fais paraître avec le titre : l'ART DENTAIRE AUX « ETATS-UNIS mon rapport sur la mission qui m'a été confiée l'année « dernière par M. le ministre de l'Instruction publique, j'apprends que, « vous-même, vous vous proposez de réunir en volume les articles séparés « que vous avez déjà publiés sous ce même titre dans l'*Odontologie* « à la fin de l'année 1887.

« Veuillez, cher ami, excuser ce plagiat involontaire, en faveur de « l'ignorance où j'étais de vos projets. . . . .
. . . . ; . . . .

« Agréez...

« D᷉ KUHN. »

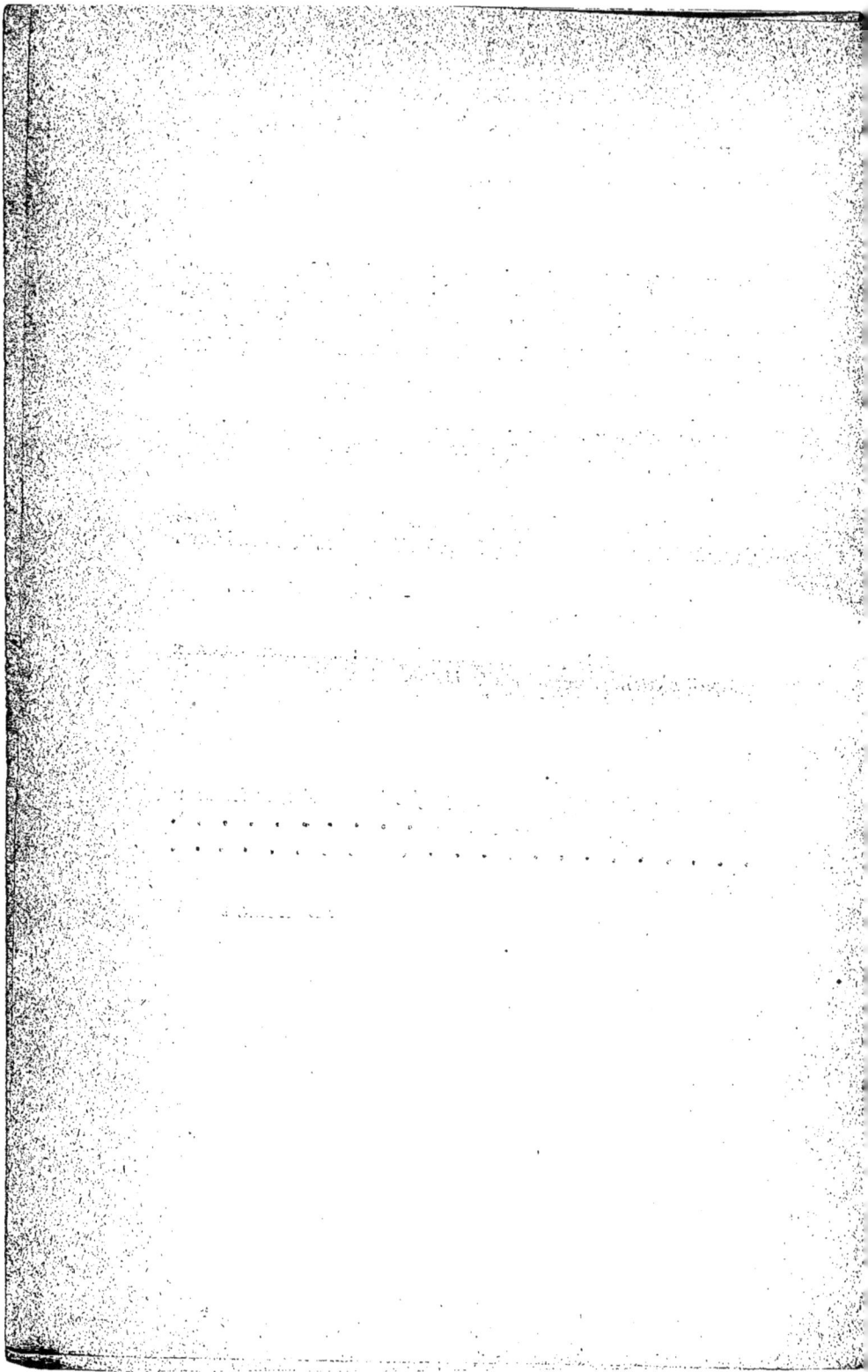

L'ART DENTAIRE

AUX

ÉTATS-UNIS

RAPPORT PRESENTE A L'ASSOCIATION GÉNÉRALE

DES DENTISTES DE FRANCE

AVANT-PROPOS

Nous ne sommes plus au temps des Marco-Polo et des Christophe Colomb. Notre petite planète n'a plus beaucoup de secrets pour l'homme de nos jours, elle ne lui réserve plus les grands étonnements qu'il eut aux siècles de découvertes et de conquêtes, et dont les récits émerveillaient notre imagination enfantine.

Les facilités de voyage se sont accrues, la couleur locale disparaît sous une couche uniforme. Le moule de civilisation formé dans notre vieille Europe par trente siècles d'histoire est celui qui s'impose aux rejetons de la race caucasique, qui vont au loin fonder des colonies. Les nouvelles nations s'y ajustent sans y changer rien d'essentiel. En comparant, on voit que les hommes, comme la nature, ne se différencient pas de beaucoup.

Nous n'avons pas, — après tant d'autres, — à décrire les pays que nous avons traversés. Beaucoup seraient surpris d'apprendre qu'en n'employant que des couleurs exactes, on leur ferait un tableau peu différent de celui qu'ils ont sous les yeux. Que leur vieux monde ne souffre pas trop de la comparaison, qu'ils y trouvent des jouissances intellectuelles et morales que ne peuvent donner au même degré les civilisations récentes.

Ah ! il serait injuste de demander à cette société, née d'hier, qui a eu tant à faire pour pourvoir à ses besoins matériels, de nous montrer en tout l'équivalence de notre antique Europe. Mais à ne juger des choses que par la somme des biens qu'elles produisent, on voit qu'il n'est pas sans profit de se trouver l'héritier des générations disparues, que les vestiges qui nous en restent ne sont pas sans enseignement et sans éloquence, l'histoire que nous content nos monuments sans charme et sans beauté ; que nos bibliothèques, nos musées ouverts libéralement à tous, nos grands établissements scientifiques, centres de haute culture intellectuelle, ont leur grandeur, leur utilité, — même immédiate.

A mesure que nous pénétrions dans le continent américain, nous nous sentions mieux aimer la patrie, nous nous sentions pleins d'espoir en ses destinées. Nous pensions qu'en ce qui nous concerne elle pourrait aisément regagner l'avance partielle que nos jeunes concurrents ont pu prendre sur nous, à l'époque où nous ne pouvions mettre en commun les efforts des hommes de bonne volonté.

Après une visite sommaire de New-York, après avoir admiré sa baie grandiose, son port unique, la hardiesse des ingénieurs qui conçurent et exécutèrent ce merveilleux pont de Brooklyn, ses beaux parcs ; enfin, après avoir été confondu en voyant l'intensité de vie et de mouvement de cette immense ruche, nous nous dirigeâmes sur Philadelphie et Washington.

Le corps médical de Philadelphie fit les honneurs de sa ville de la manière la plus cordiale. Les délégués garderont surtout l'aimable souvenir des docteurs Pancoast et Shœmaker qui s'employèrent, avec une bonne grâce charmante, à faire connaître à leurs hôtes d'un jour leur belle ville, les grands parcs qui l'ornent.

Washington laisse une impression différente des autres villes des États-Unis ; on l'a comparé à Versailles, non sans raison. La Maison-Blanche, qui depuis quatre-vingts ans, sert de résidence aux présidents de la République, semble avoir été copiée sur Trianon : l'absence d'industrie, les larges avenues, l'aspect tranquille de la cité, jusqu'à l'herbe entre les pavés, évoquent dans l'esprit du Français le souvenir de la ville de Louis XIV.

C'est dans ce milieu paisible que se tint le 9º Congrès international des Sciences médicales.

La technique, pas plus que les mœurs, n'a actuellement des différences bien marquées : les journaux, les sociétés professionnelles assurent des moyens de divulgation rapide. Les progrès, au fur et à mesure qu'ils voient le jour, sont connus de tous.

L'implantation, par exemple, qui est certainement la tentative la plus hardie que notre art ait enregistrée ces dernières années, vous a été communiquée de bonne heure par les traductions de M. Meng. Il en est de même pour les couronnes. L'excellente communication de M. Knapp et les brillants spécimens qui vous ont été montrés enlèvent à ces opérations, à ce genre de travail, l'attrait de l'inédit.

Si vous aviez délégué l'un des vôtres en Amérique, il y a une dizaine d'années, il aurait pu vous rapporter des nouveautés en assez grand nombre. La technique de l'aurification, le traitement de la carie compliquée n'étaient connus que de quelques rares initiés. Grâce à cette école, à l'excellent enseignement du professeur de dentisterie opératoire, M. Levett, les choses ont changé. Ces opérations sont devenues banales ; vous êtes tous familiarisés avec elles.

La difficulté de ma tâche est à notre honneur. Cela prouve que nous ne sommes plus en arrière, que nous nous tenons au courant, qu'il ne se produit plus dans le monde une découverte scientifique ni pratique dont nous ne soyons aussitôt instruits.

Donc, Messieurs, si vous ne trouvez pas dans ce que j'ai à vous présenter le mérite de la nouveauté, la faute en est à vous, au mouvement que nous avons imprimé ensemble à nos affaires professionnelles.

Malgré tout, j'ai à vous soumettre quelques progrès de détail, à montrer quelques instruments récents. Ceci, nous le devons à l'inépuisable libéralité de notre cher président, M. Lecaudey, qui m'avait fait savoir qu'il tenait un crédit à ma disposition pour acheter toutes les nouveautés pouvant intéresser les dentistes français. Je n'en ai usé que dans une mesure limitée. Nous avons eu beau fouiller, à deux reprises, les immenses magasins de la maison White, à Philadelphie et à New-York, nous n'avons pas trouvé beaucoup de choses qui vous soient inconnues. Je vous présenterai celles qui m'ont paru les plus dignes de votre attention, tout en parlant des opérations auxquelles elles sont destinées.

Ainsi, mes chers collègues, en revenant du Nouveau-Monde, je ne reviens pas d'un autre monde et n'ai dans mon bagage aucune merveille à vous faire connaître, même sur notre technique.

I. — APERÇU SUR LA DENTISTERIE OPÉRATOIRE

L'aurification mérite la place d'honneur, car nous étions, sur sa terre classique ; elle procède bien du génie américain ; sa technique s'est formée de toutes pièces aux Etats-Unis : outils et méthode, maillet, fouloirs, tour dentaire, digue, préparation de l'or, etc.. etc. Rien de tout cela ne peut être contesté à nos ingénieux confrères.

Quoique certains opérateurs emploient l'or mou, pratiquent la méthode de Herbst, on peut dire qu'aux Etats-Unis l'immense majorité des praticiens préfère l'or adhésif.

Aux Etats-Unis l'aurification est un goût national et presque toujours la pépite d'or entre les dents fait partie du sourire des Américaines.

La reconstitution d'un quart, d'un tiers de dent est chose commune.

Il s'ensuit que, grâce aux goûts, à la patience de la clientèle, à son éducation en ce qui concerne les soins des dents, l'aurification est souvent applicable. Au Congrès et même à l'Ecole dentaire de New-York, les aurifications m'ont toujours paru faites d'une manière irréprochable, les bords nets, l'ensemble homogène et solide.

Un des inconvénients de l'aurification avec l'or adhésif est la longueur de temps qu'elle exige. Pour nombre d'opérations exécutées sous nos yeux, on s'est attaché à diminuer cet inconvénient en abandonnant la méthode classique et en commençant l'obturation, soit avec de l'or mou, soit en employant des cylindres préparés, soit même en usant de l'or en éponge.

Pour finir, quelques opérateurs employaient l'or en rubans non coupés et laissés à la longueur de la feuille ; l'extrémité attachée, le ruban était replié et condensé sur la surface de l'aurification, chaque pli était bien condensé au maillet avant de faire toucher de nouvelles parties de ruban. L'opérateur économisait ainsi le temps du recuit et de l'attache à la brucelle, ou avec un premier fouloir, des petits morceaux.

La méthode de Herbst a trouvé peu de partisans en Amérique ; elle est, pour quelques rares opérateurs, employée comme moyen adjuvant, mais je n'en ai pas rencontré, même parmi ses défen-

seurs qui l'emploient exclusivement du commencement de l'aurification à la fin.

Le procédé d'aurification le ¡plus original que nous ayons vu
est, sans contredit, celui de M. Shumway. Je vais en faire une
courte démonstration; vous jugerez de sa valeur.

La cavité remplie avec de l'or, mou ou adhésif au choix, jusqu'aux deux tiers, M. Shumway pose sur un coussin de l'or adhésif, mince du n° 3. (Je n'ai pu me procurer à Paris que du n° 4.
Malgré cela, mon or paraît adhérer.) La feuille ne se replie ni ne
se roule, elle reste donc à son épaisseur de fabrication. La condensation se fait à l'aide de fouloirs à deux extrémités; d'un
côté, une pointe en or faite avec du fil tiré à une faible épaisseur,
le 19 de notre filière d'épaisseur, ou trois millimètres de diamètre. De l'autre, un fouloir ou plutôt une spatule en ivoire; l'or
est déchiré sur le coussin avec la pointe d'or; il est passé sur la
flamme, puis porté sur l'or précédemment foulé; la pointe d'or
l'attache en un point, puis la pointe d'ivoire fait le reste; elle fait
adhérer le morceau par une action de brunissage. L'emploi de
l'ivoire n'est pas une condition absolue. L'aurification placée
sous vos yeux a été faite avec une spatule en agate; l'adhérence
a été parfaite pendant tout le temps de l'opération : on peu
s'assurer que la masse est dure et homogène.

L'inconvénient de ce système consiste dans la faible quantité d'or placée à la fois, par conséquent dans la longueur de
l'opération. M. Shumway, grâce à une grande habitude, di-
minue cet inconvénient; malgré cela, il ne nous paraît pas pratique de conduire une aurification du commencement à la fin en
se servant de ce procédé; mais pour finir, principalement sur
les faces latérales, il est supérieur à tous les autres.

Dans la critique que M. Chauvin a faite de l'or adhésif, il lui a
reproché l'effritement des bords par le maillet, ainsi qu'une con-
traction de la masse; il n'en serait plus de même avec le procédé
Shumway. Le maillet étant délaissé, il est possible d'aurifier les
dents, aux parois les plus faibles, sans nuire à leur solidité :
l'action de brunissage étend et ne contracte pas; enfin, elle est
absolument indolore, même sur les dents légèrement écartées.
Ce véritable dorage, car il procède des mêmes moyens que ceux
dont se servent les doreurs de cadres, a encore l'avantage de
faire des surfaces lisses et de densité entièrement égale. Pour

finir les aurifications, il me paraît être une modification heureuse.

Selon les préférences individuelles, les condensations à la main, sans maillet ou avec le maillet manié par l'opérateur ou par un aide, — souvent féminin, — maillet automatique de Snow et Lewis, d'Abbott, maillet actionné par la pédale du tour, maillet électrique (modèle de Bonwill), avaient leurs partisans : tous ces moyens de condensation furent appliqués sous nos yeux. Vous les connaissez et savez qu'il est difficile d'accorder à aucun d'eux une suprématie marquée sur les autres. C'est surtout pour l'aurification qu'on peut dire : tant vaut l'homme, tant vaut l'outil.

Si l'on ne considère que la rapidité de l'opération, le maillet électrique est celui qui offre le plus d'avantages ; il est certainement le meilleur des maillets mécaniques. La force est extérieure à l'opérateur, elle reste néanmoins toujours sous son contrôle. Webb disait qu'il se manie comme un crayon, c'est un instrument parfait ; pourtant il soulève des objections qui ne portent pas sur le maillet lui-même, qui est excellent, mais sur les piles qu'il nécessite.

Nombre de maillets électriques fonctionnaient dans les salles de clinique de la 18° section. Ils étaient tous du modèle de Bonwill, modifié par Webb, et donnaient les meilleurs résultats.

Ah ! si nous avions, comme dans certaines villes d'Amérique, des compagnies assurant une distribution d'électricité comme on a une distribution de gaz ou d'eau, le maillet électrique serait sans rival. Malheureusement, le problème de la production de petites sources d'électricité n'a pas encore reçu une solution satisfaisante, et la difficulté de l'entretien des piles, du renouvellement des zincs, de la mise au repos qui ne se fait pas automatiquement, les inconvénients du maniement des acides, de leur vaporisation, rendent toujours le maillet électrique un instrument compliqué, susceptible de faire défaut au moment de son emploi. Espérons que ces inconvénients accessoires disparaîtront bientôt. Alors, nous aurons le choix entre le maillet Bonwill et celui que nous devons à notre collègue, M. Gillard, qui en est, je crois, la simplification et le perfectionnement. Le D' Bonwill avait, à l'occasion du Congrès de Washington, fait l'historique de son maillet. En voyant les modèles successifs construits par l'inventeur, on voyait combien la genèse d'une idée demande d'essais, de tentatives. On peut dire que c'est surtout pour l'inventeur :

Qu'il y a loin de la coupe aux lèvres !

M. Abbott, l'éminent doyen de l'Ecole dentaire de New-York, a modifié le maillet de Snow et Lewis, en lui adjoignant une pointe frappant d'arrière en avant. On peut voir l'avantage de ce maillet, en examinant le spécimen que je vous présente : le maillet tiré en arrière a une détente frappant en avant. Pour l'aurification des cavités postérieures, ce perfectionnement sera apprécié, d'autant plus qu'il n'a pas pour conséquence d'alourdir l'instrument, de le rendre moins maniable. M. Poinsot, qui est toujours à l'affût des nouveautés, s'est déjà servi de ce maillet. Il nous dira ses mérites.

On a cherché par diverses combinaisons à utiliser la force produite par le tour dentaire pour actionner le maillet. Nous avons déjà fait connaître le système ingénieux de M. Telschow. On connaît le maillet Kirby. M. Bonwill a fait quelque chose de mieux : une main placée sur le tour fait mouvoir des fouloirs, cela sans mécanisme compliqué. Ce nouveau maillet prendra, avant peu, place dans notre arsenal.

Plusieurs tours tiraient aussi leur force d'une source électrique : des piles Bunsen de six éléments actionnaient un électro-aimant de la compagnie *Détroit* et assuraient une très grande rapidité de rotation. Ne faut-il pas attribuer la tolérance des patients (de fait, je n'en ai jamais vu méritant mieux cette appellation) à cette rapidité de rotation ?

Pour nous, dentistes français qui avons à lutter contre le nervosisme des sujets que nous traitons, il était étonnant de voir avec quelle placidité, quelle longanimité, les patients américains supportaient les opérations les plus longues et même douloureuses exécutées sous nos yeux.

Le tour électrique a les mêmes avantages que le maillet, avec quelques inconvénients en plus : la dépense d'électricité est plus grande ; il s'en suit que son installation est plus encombrante, la dépense d'acide et de zinc plus forte, leur renouvellement plus fréquent : comme pour le maillet la généralisation de son emploi est donc subordonnée à la mise à notre disposition d'un générateur d'électricité plus commode que la pile.

M. Bonwill, que hante toujours le démon de l'invention, a modifié le tour dentaire, en lui donnant une roue de plus grand diamètre, et en substituant à l'arbre flexible un arbre à deux coudes, dont l'un est placé près de la main. Ces deux coudes donnent une grande mobilité au bras; ils permettent de travailler à tous les angles. L'inventeur dit avoir reproduit dans son tour l'articulation du bras humain.

L'inconvénient réside dans la complication des cordes de transmission qui dépensent de la force. De nouvelles simplifications sont nécessaires pour rendre ce tour tout à fait pratique.

Le tour de Shaw, dont les premiers spécimens ont été établis par la maison Ash, a actuellement de nombreux partisans en Amérique, il a des traits communs avec le tour Bonwill. Son grand mérite est d'être plus simple : comme celui-ci il a un arbre non flexible à double coude. On sait que l'arbre flexible du tour de White finit toujours par produire une trépidation nuisible à la parfaite exécution des opérations : le tour de Bonwill, celui de Johnsons, celui de Shaw remédient par des combinaisons analogues à cet inconvénient. Ce dernier me semble approcher plus que les autres de la perfection, surtout après les modifications qui ont été apportées par la maison White. J'ai vu ce tour dans les mains de plusieurs étudiants à l'Ecole dentaire de New-York ; il rendait d'excellents services.

J'ai présenté au Congrès le tour de M. Bergstrom ; son originalité et sa légèreté ont frappé tous ceux qui l'ont vu.

Quelques perfectionnements de détail ont été apportés à la construction des pièces à main du tour. Les plus perfectionnées sont les modèles n° 6 et n° 7. On devrait toujours les préférer au modèle n° 4 encore trop souvent employé chez nous. Avec les mains n°ˢ 6 et 7, la production de la rouille est mieux entravée, la fixation et le changement de la fraise plus rapide et plus aisée.

Le mandrin que voici (n° 315 du catalogue White) est un petit perfectionnement : le pas de vis indiqué sur les angles de la tige rend la fixation du disque en papier plus ferme.

Je vous présente aussi le séparateur Parr, qui permet d'écarter instantanément des dents trop serrées, et de pratiquer séance tenante l'obturation. Surtout pour les incisives ce petit instrument est très pratique ; ses ailes sont en dehors du champ opératoire ; il est très fixe une fois placé. Ce séparateur me semble être supérieur à ses analogues. Il nous sera très utile.

J'ai été surpris d'apprendre que la dévitalisation de la pulpe, à l'aide de l'acide arsénieux, était strictement prohibée à l'Ecole dentaire de New-York, et aussi d'y voir appliquer le traitement conservateur sans toute la rigueur, sans toutes les précautions antiseptiques indiquées par Witzel. Comme notre visite se faisait pendant la période des vacances, je ne puis me permettre de dire qu'il en est toujours ainsi.

Certains opérateurs pratiquent la dévitalisation et l'extirpation instantanée de la pulpe par le procédé du bois que M. Boursin a déjà fait connaître aux lecteurs de l'*Odontologie* (1).

Uu morceau de bois d'oranger est taillé assez finement pour pénétrer dans le canal qu'on a rendu d'accès facile par une large ouverture de la chambre pulpaire ; son extrémité est trempée dans l'acide phénique ; l'acide phénique rend le bois plus souple, son action moins douloureuse. Le bois, placé à l'entrée du canal, y est poussé par un léger coup de maillet ; la pulpe est écrasée instantanément ; un tire-nerf la retire ensuite avec facilité.

Il est évident que ce moyen n'est applicable que pour les canaux d'un assez fort diamètre et bien en vue. En Amérique, la technique du coiffage n'est pas suffisamment connue ; on peut en juger, non seulement par ce qu'il m'a été donné de constater, mais encore par les meilleures publications, telles que celles de M. Trueman, que nous avons fait connaître.

Il est plus difficile de juger des traitements que de l'obturation simple et, comme nous n'avons pu rester assez longtemps aux Etats-Unis, nous ne pouvons en parler en connaissance de cause.

Je ne donnerai donc que quelques indications.

Un opérateur au Congrès de Washington démontrait son traitement instantané des dents mortes. Il ne nous a pas paru employer pour cela des moyens nouveaux ; il attribue son succès à l'emploi de l'eau oxygénée. La sanction du temps manquait à ce traitement et je n'en parle que pour mémoire.

J'ai vu aussi pratiquer l'obturation des canaux avec un fil d'or entouré de gutta-percha dissoute dans du chloroforme.

_____

(1) *Odontologie*, mars 1887, page 141.

L'oxychlorure de zinc n'est pas encore entièrement abandonné pour l'obturation des canaux par les praticiens américains.

Enfin, nous avons vu pratiquer la réimplantation par M. Younger et par M. Ottofy. Le premier la fit sur un de nos confrères anglais : deux incisives latérales furent implantées, les grandes incisives et les canines restaient ; la trépanation de la gencive et du maxillaire fut faite avec une grande hardiesse ; à plusieurs reprises, l'opérateur se rendit compte de la profondeur de l'alvéole artificiel en essayant la dent de remplacement ; la largeur de la couronne étant plus considérable que l'espace entre les dents restantes, — incisive et canine, — elles furent meulées en conséquence, pas assez pourtant pour entrer librement.

Pendant la préparation de la cavité, la dent était maintenue dans un bain-marie contenant une solution de bichlorure d'hydrargyre au 2/1,000°. M. Younger, de même que M. Ottofy, pratique l'implantation en se servant le plus possible de la rétention mécanique, par l'ajustement serré dans l'alvéole artificiel et entre les dents latérales si elles existent.

Il est assez long de creuser un alvéole du volume d'une racine, les fraises et forets s'encrassent vite. M. Ottofy, pour obvier à cet inconvénient, a imaginé ces fraises à jour que je vous présente et qui facilitent l'opération.

Les deux opérateurs fixèrent par des ligatures les dents implantées. M. Ottofy se proposait d'y ajouter le lendemain un appareil. De l'aveu d'un des patients, l'opération fut assez douloureuse. Immédiatement après les dents avaient l'apparence d'une grande solidité : cela tenait à l'ajustement étroit dont nous parlons plus haut. Les soins post-opératoires sont les mêmes qu'après la réimplantation.

Un autre de nos confrères portait dans la bouche une dent implantée par M. Younger, deux années avant.

Si l'Amérique est la terre classique de l'aurification, elle est aussi celle du protoxyde d'azote. Tous les dentistes l'emploient. Il faut croire que cet agent anesthésique n'est pas aussi dangereux que certains le prétendent, car il est donné sans grandes précautions. Le dentiste américain ne pratique pas l'auscultation préalable, du moins à ma connaissance. Le protoxyde d'azote n'a pas démérité aux yeux des dentistes et de la clientèle. Il s'ensuit que la cocaïne a des partisans moins nombreux que chez nous. A part quelques praticiens qui en ont fait une étude spéciale, l'injection de cocaïne n'est pas un moyen souvent utilisé.

Au Canada, on n'est pas moins enthousiaste du protoxyde d'azote qu'aux Etats-Unis, MM. Tresler et Goblensky, que j'eus le plaisir de visiter à Montréal, opérèrent devant moi, avec la plus grande habileté, en employant un gaz qui, au dire de ses fabricants, n'est pas du protoxyde d'azote. La patiente ne semblait |pas un cas favorable pour l'administration d'un anesthésique : anémique et nervosique, elle ne donna pourtant pas signe d'excitation ; l'anesthésie fut assez longue pour permettre d'enlever huit dents aux deux mâchoires ; le réveil fut rapide, sans accompagnement de malaise. La cyanose n'avait pas été très marquée. J'emportai la meilleure impression de ce produit (1).

Voici, mes chers collègues, ce que j'ai vu de plus saillant au point de vue opératoire.

---

(1) The vegetable anaesthesic, a safe and pleasant substitue for ether, chloroform, nitrous oxide. Boston vegetable anaesthesic Cᵒ, 15, Havard Place, Boston, Mass.

II. — LA SITUATION LÉGALE

Jusqu'en 1842, l'exercice de l'art dentaire était libre dans toute l'étendue du territoire des Etats-Unis. Ce fut l'Etat d'Alabama qui édicta le premier des prescriptions à cet égard.

La législation est quelque peu différente, selon les Etats ; la matière n'étant pas jugée d'attribution fédérale, chacune des grandes unités politiques de l'Union Américaine a légiféré sur ce point à sa convenance. Les unes, laissant entière la liberté de pratique, les autres la limitant. Dans les Etats où le système de la restriction a prévalu, la législation a toujours des caractères communs. Elle est aussi particulière à ce pays et ne peut être comparée à la législation européenne sur la matière.

L'étude des textes suivants édifiera complètement à cet égard (2).

LOI RÉGLANT LA PRATIQUE DE LA CHIRURGIE DENTAIRE DANS L'ÉTAT D'ALABAMA

Approuvée le 31 décembre 1841

Article premier. — Par délibération du Sénat et de la Chambre des représentants de l'Etat d'Alabama réunis en assemblée générale, il a été décidé qu'à partir du premier lundi de décembre prochain, les jurys médicaux d'examen dudit Etat devront examiner et décerner des licences applicables à l'exercice de la chirurgie dentaire, selon les règlements et conditions exigés pour l'obtention des licences pour la pratique médicale. Afin que cette prescription reçoive son plein effet, il sera du devoir de chaque jury d'examinateurs médecins d'ajouter,—quand cela sera praticable, — un dentiste élu par le jury. Ce dentiste fera partie du jury d'examen.

Art. 2. — Si quelque personne s'intitulant dentiste ou pratiquant la chirurgie dentaire, n'a pas été régulièrement autorisée par un des jurys médicaux de cet Etat avant le premier lundi de décembre prochain, comme il a été prescrit ci-dessus, elle sera punie d'une amende n'excédant pas 50 dollars (262 fr. 50) pour chaque infraction.

Art. 3. — Toute demande et réclamation d'honoraires ne seront pas reconnues valables, si elles émanent d'une personne non autorisée comme il a été dit ci-dessus. Les prescriptions précitées n'ont pas pour but l'interdiction de la pratique de la chirurgie dentaire aux personnes autorisées à pratiquer la chirurgie ou la médecine par l'un des jurys de cet Etat, ou qui possèdent des diplômes réguliers obtenus dans l'une des institutions reconnues aux Etats-Unis.

Art. 4. — Tous les praticiens, médecins, chirurgiens ou dentistes devront enregistrer leurs licences au greffe du tribunal du comté

---

(2) A History of Dental Science in America p. 197 et suiv. American System of Dentistry, vol. III p. 974 et suiv. Collection du Dental Cosmos.

où ils résident; le certificat délivré par le greffier sera admis comme témoignage et reconnaissance du droit de pratique et de réclamer en justices ce qui leur est dû pour services professionnels.

Art. 5.—Toutes les lois qui ne sont pas contraires aux dispositions précédentes sont confirmées.

Ce premier essai de réglementation ne répondait pas aux idées que les Américains ont sur la matière.

Il confiait à des médecins la tâche d'examiner les dentistes, il fut combattu de tous côtés. Les législateurs de l'Alabama amendèrent leur loi en 1881 et en 1887.

LOI RÉGLEMENTANT L'EXERCICE DE L'ART DENTAIRE DANS L'ÉTAT D'ALABAMA, AMENDÉE ET APPROUVÉE LE 28 FÉVRIER 1887

Article premier. — Il a été décrété par l'assemblée générale de l'Alabama que, à partir de l'entrée en vigueur de la présente loi, il sera interdit à toute personne de s'engager dans l'exercice de l'art dentaire dans l'Etat d'Alabama, à moins que cette personne n'ait obtenu une licence d'un conseil d'examinateurs dentistes, dûment autorisés et institués par la présente loi pour délivrer de semblables licences. Toutefois, les dentistes qui ont exercé régulièrement la dentisterie pendant les cinq années qui ont précédé l'entrée en vigueur de la présente loi ne sont pas astreints à se soumettre à un examen et ont droit, sans payer aucune taxe, à une licence qui leur sera transmise, par la poste ou autrement, sur leur demande accompagnée d'une déclaration écrite et affirmée par serment qu'ils ont exercé pendant le temps voulu.

Art. 2. — Il a été de plus décidé que le conseil d'examinateurs dentistes se composera de cinq gradués ou praticiens dentistes ayant obtenu une licence pour exercer la dentisterie d'un conseil dentaire organisé conformément a la présente loi et membres perpétuels de l'Association dentaire de l'Alabama, pourvu que lesdits gradués ou praticiens aient exercé la dentisterie dans l'Etat d'Alabama pendant une période d'au moins trois (3) ans.

Art. 3. — Il est, en outre, décrété qu'il appartiendra à ladite Association dentaire de l'Alabama, dans sa réunion annuelle d'avril 1887, ledit conseil d'examinateurs dentaires qui resteront en fonctions respectivement cinq, quatre, trois, deux et un an, suivant l'ordre dans lequel ils seront élus; dans chaque réunion annuelle ultérieure, ladite association élira un membre pour remplir la vacance, lequel demeurera en fonctions pendant une durée de cinq ans. Le président a le pouvoir de remplir toutes vacances venant à se produire dans ledit conseil avant l'expiration des termes.

Art. 4. — Le conseil des examinateurs aura pour mission :

1° De se réunir annuellement à l'époque et au lieu de réunion de l'Association dentaire de l'Alabama, ou, plus souvent, sur la demande de trois membres dudit conseil. Trente jours auparavant, avis doit être donné par la poste de la date et du lieu de réunion à tous les dentistes en exercice dans l'Etat ;

2° De régler un programme d'études pour ceux qui étudient la dentisterie avec des maitres particuliers ;

3° D'accorder la licence à tous les postulants qui auront subi un examen satisfaisant et paieront audit conseil un droit de cinq dollars pour ladite licence ;

4° De tenir un registre dans lequel seront consignés les noms de toutes les personnes autorisées à exercer la dentisterie dans l'Etat.

Art. 5. — Le registre ainsi tenu sera un registre officiel et tout extrait qui en sera fait, certifié par l'officier ayant mission de le tenir et pourvu du sceau habituel dudit conseil, sera admis comme preuve devant tout tribunal de l'Etat.

Art. 6. — Trois membres dudit conseil constitueront un quorum (nombre suffisant) pour le règlement des affaires et si ce quorum n'est pas atteint au jour fixé pour la réunion, les membres présents peuvent ajourner celle-ci de jour en jour jusqu'à ce qu'il le soit.

Art. 7. — Un membre dudit conseil peut accorder une licence en cas de demande d'exercer jusqu'à la prochaine réunion régulière du conseil, réunion dans laquelle il devra rendre compte de ce fait et alors la licence temporaire prendra fin. Toutefois une licence temporaire ne sera pas accordée par un membre du conseil lorsque le conseil aura refusé le candidat.

Art. 8. — Toute personne qui, en violation de cette loi, pratiquera la dentisterie dans cet Etat sera passible d'accusation et, en cas de condamnation, payera une amende qui ne sera pas inférieure à cinquante dollars et supérieure à trois cents. Toutefois aucune disposition de la présente loi ne pourra être interprétée comme interdisant à certaines personnes d'arracher des dents ou comme exigeant que toute personne actuellement régulièrement engagée dans l'exercice de la dentisterie se procure une licence additionnelle ou bien assiste à une ou plusieurs réunions de l'association dentaire de l'Etat.

Art. 9. — Dans le jugement d'une semblable accusation, il incombera au défendeur de se soustraire aux pénalités portées par la présente loi en prouvant qu'il a l'autorisation exigée par elle d'exercer la dentisterie dans cet Etat.

Art. 10. — Toute personne à laquelle une licence sera délivrée par le conseil des examinateurs devra, dans les trente jours qui suivront, présenter cette licence au juge du tribunal du comté dans lequel elle réside, lequel la visera officiellement, la scellera avec le sceau du tribunal et l'enregistrera dans un registre tenu à son bureau moyennant le payement d'un droit de un (1) dollar. Toutefois, une licence temporaire délivrée en vertu de l'article 7 de la présente loi n'a besoin ni d'être scellée ni d'être enregistrée.

Art. 11. — Les procureurs de cet Etat sont chargés de poursuivre toute personne violant cette loi en entier ou en partie.

Art. 12. — Toutes lois ou parties de lois contraires à la présente sont et demeurent abrogées.

Pendant longtemps l'Alabama fut le seul Etat où la profession de dentiste fût l'objet d'une règlementation légale. Le Kentucky en 1867, l'Ohio en 1868, le New-Jersey en 1873 l'imitèrent. Mais depuis cette époque, la plupart des Etats ont édicté à leur tour des règlements. Les lois qui les formulent ayant de grandes ressemblances, nous ne ferons connaître que les plus typiques d'entre elles.

LOI FORMANT EN CORPORATIONS LES SOCIÉTAIRES DANS LE BUT DE PERFECTIONNER ET DE RÉGLER L'EXERCICE DE LA DENTISTERIE DANS L'ÉTAT DE NEW-YORK.

Le peuple de l'État de New-York, représenté par son Sénat et son Assemblée, décrète ce qui suit :

Article premier. — Il est permis aux dentistes des divers districts judiciaires de la Cour suprême de cet État de se réunir aux lieux indiqués ci-après, savoir : district n° 1, à l'Institut Cooper dans la cité de New-York; district n° 2, au City Hall dans la cité de Brooklyn; district n° 3, à Delavan House dans la cité d'Albany; district n° 4, à l'hôtel Clarendon, Saragota Springs; district n° 5, au Stanwin Hall Hotel dans la villa de Rome; district n° 6, dans la Lewis House dans la ville de Binghamton; district n° 7, à l'Hotel Canandaigua dans la ville de Canandaigua; district n° 8, au Medical Hall dans la cité de Buffalo, le premier mardi de juin mil huit cent soixante-huit, à deux heures de l'après-midi. Ces dentistes une fois réunis, ou une partie d'entre eux ne devant pas en comprendre moins de quinze, procéderont au choix d'un président, d'un vice-président, d'un secrétaire et d'un trésorier, qui rempliront leurs fonctions pendant un an et jusqu'à ce que d'autres soient choisis à leurs places. Quand ces sociétés seront ainsi organisées, elle seront par là même des corps constitués érigés en fait en corporations sous le nom de « Société dentaire de district » du district judiciaire respectif où elles seront placées. Si les dentistes résidant dans un district ne se réunissent pas et ne s'organisent pas de cette façon, il leur est permis, sur la demande de quinze dentistes résidant dans ce district, et jusqu'à telle autre époque et à tel autre lieu qu'ils désigneront et leurs actes seront tout aussi valbles que si cette réunion avait eu lieu à la date précédemment indiquée.

Art. 2. — Chacune desdites sociétés de district, quand elle aura été organisée comme il a été fixé, élira huit délégués qui se réuniront au Capitole dans la cité d'Albany, le dernier mardi de juin mil huit cent soixante-huit et qui procéderont à l'organisation de la société dentaire d'Etat, laquelle sera appelée « Société dentaire de l'Etat de New-York ». Ces délégués une fois réunis, s'il ne sont pas moins de trente-trois, procéderont à l'élection, et cette élection aura lieu par la suite annuellement d'un président, d'un vice-président d'un secrétaire et d'un trésorier qui rempliront leurs fonctions pendant un an et jusqu'à ce que d'autres soient choisis à leurs places. Ladite Société sera un corps érigé en corporation sous le nom et de la façon indiqués précédemment.

Art. 3. — Les secrétaires de chacune des sociétés de district déposeront au bureau du greffier du comté de l'un des comtés de leur district une copie de tous les actes et de toutes les archives de leur organisstion. Le secrétaire de la Société dentaire d'Etat sera également tenu de déposer au bureau du secrétaire d'Etat une copie des actes et des archives de l'organisation de celle-ci. Lesdits greffiers de comté respectivement et le secrétaire de l'Etat en formeront un dossier dans leurs bureaux et recevront pour cela un droit de...

Art. 4. — A la première réunion de la Société dentaire d'Etat, celle-ci étant organisée régulièrement, la délégation de chaque société de district sera divisée en quatre classes de deux délégués chacune qui resteront en fonctions un, deux, trois et quatre ans respectivement et jusqu'à ce que d'autres soient élus à leurs places. Les sociétés de district, à chaque réunion annuelle par la suite, choisiront deux délégués à la Société d'Etat qui resteront en fonctions chacun quatre ans et elles pourvoiront à toutes vacances qui pourront se produire par mort ou autre cause dans leurs délégations respectives.

Art. 5. — Chacun des collèges dentaires de cet Etat organisés en corps peut annuellement élire deux délégués à la Société dentaire d'Etat qui jouiront de tous les privilèges des autres délégués et seront astreints aux mêmes règles et règlements qu'eux.

Art. 6. — La Société dentaire d'Etat peut élire des membres permanents parmi les dentistes éminents résidant dans cet Etat, mais sans dépasser le nombre de vingt à sa première réunion, et pas plus de cinq dans les années suivantes. Les membres ainsi élus jouiront de tous les privilèges des membres délégués mais ne recevront aucune rémunération pour leurs services dans les réunions de la Société d'Etat, excepté s'ils sont envoyés comme délégués par les sociétés de district ou collèges comme cela a été dit. La Société d'Etat peut élire des membres honoraires d'un autre Etat ou d'un autre pays, mais aucune personne éligible comme membre régulier ne sera élue membre honoraire et aucun membre honoraire n'a le droit de voter ou d'occuper aucune fonction dans la Société.

Art. 7. — Les diverses sociétés de district, établies comme il vient d'être dit, désigneront à leur réunion annuelle trois censeurs au moins et cinq au plus qui resteront en fonctions pendant un an et jusqu'à ce que d'autres soient choisis et formeront un conseil de censeurs de district. Ce conseil a pour mission d'examiner soigneusement et impartialement les capacités de toutes les personnes qui se présenteront pour l'examen dans les districts où elles résident et de faire connaître par écrit son opinion au président de la Société de district. Ce dernier délivrera alors à l'impétrant ou aux impétrants, sur avis dudit conseil des censeurs, un certificat de capacité contresigné par le secrétaire et portant le sceau de la société de district.

Article 8. — La Société dentaire d'Etat, organisée suivant les règles précédentes, désignera à sa première réunion annuelle huit censeurs, un de chacune desdites sociétés de district, qui formeront un conseil de censeurs d'Etat. A la première réunion dudit conseil, les membres seront divisés en quatre classes qui resteront en fonctions respectivement un, deux, trois et quatre ans. La Société dentaire d'Etat désignera à chaque réunion annuelle par la suite deux censeurs qui occuperont ce poste chacun pendant quatre ans et jusqu'à ce que leurs successeurs soient choisis et elle pourvoira à toutes les vacances qui pourront se produire dans ce conseil par mort ou autre cause. Chaque société de district a droit à un membre et à un seulement dudit conseil de censeurs. Celui-ci se réunira au moins une fois par an, au lieu et à l'époque qu'il désignera, et, quand il sera réuni, les huit censeurs ou la majorité d'entre eux examineront soigneusement et impartialement toutes les personnes qui ont droit à être examinées suivant les dispositions de la présente loi et qui se présenteront dans ce but; ils feront connaître ensuite par écrit leur opinion au président de la Société dentaire d'Etat. Ce dernier délivrera alors à l'impétrant ou aux impétrants, sur l'avis dudit conseil, un diplôme contresigné par le secrétaire et portant le sceau de la Société.

Article 9. — Tous les dentistes en exercice régulier au moment de l'entrée en vigueur de la présente loi, toutes les personnes qui ont reçu un diplôme d'un collège dentaire quelconque de cet État et tous les étudiants qui auront étudié pendant une période de quatre ans auprès d'un ou de plusieurs dentistes autorisés auront le droit d'être examinés par ledit conseil des censeurs. Des réductions dans ce terme de quatre ans seront faites dans l'un des cas suivants :

1° Si l'étudiant après l'âge de seize ans a continué une des études habituelles dans les collèges de cet État, la période ne dépassant pas une année, pendant laquelle il aura poursuivi cette étude, sera déduite.

2° Si l'étudiant après l'âge de seize ans a suivi une série complète de leçons d'un collège dentaire ou médical érigé en corps dans cet Etat ou ailleurs, une année sera déduite.

Article 10. — Chaque personne recevant un diplôme de la Société dentaire d'Etat versera au trésor de cet Etat la somme de vingt dollars et, en recevant un certificat de capacité de la Société dentaire d'un district, la somme de dix dollars au trésor de celui-ci.

Article 11. — Les sociétés dentaires des districts respectifs et la Société dentaire d'Etat peuvent acquérir et posséder tels bien réels et personnels que le but de leurs corporations respectives peut nécessiter, chacune des Sociétés de district ne dépassant pas en valeur la somme de cinq mille dollars, et la Société dentaire d'Etat vingt mille dollars.

Article 12. — Les Sociétés mentionnées dans la présente loi peuvent édicter toutes lois, règles et réglementations nécessaires, compatibles avec la législation existante, relativement à l'administration de leurs affaires et de leurs biens, à l'admission et à l'exclusion des membres, pourvu que les lois, règles et réglementations des sociétés de district ne soient pas contraires à celles de la Société dentaire d'Etat.

Article 13. — Tous les dentistes en exercice régulier au moment de l'entrée en vigueur de la présente loi, et toutes les personnes qui ont reçu un certificat de capacité d'une société de district, sont éligibles comme membres desdites Sociétés de district.

Article 14. — La société dentaire de l'Etat de New-York jouira de tous les privilèges et immunités accordés aux Sociétés médicales de cet Etat.

Article 15. — La présente loi entrera en vigueur immédiatement.

Approuvé le 7 avril 1868.

Loi modifiant la précédente

Le peuple de l'Etat de New-York, représenté par son Sénat et son Assemblée, décrète ce qui suit :

Article 1er. — La section 8 de la loi intitulée « Loi formant en corporations les Sociétés dentaires, dans le but de perfectionner et de régler l'exercice de la dentisterie dans cet Etat », est modifiée comme il suit :

Article 8 (comme précédemment) et conférant le degré de « Maître de chirurgie dentaire » (Master of dental Surgery — M. D. S.). Il n'est permis à aucun collège, Société ou corporation, de délivrer à qui que ce soit ce titre de Maître de chirurgie dentaire.

Article 2. — Toute personne qui revendique sciemment ou faussement, ou qui prétendra avoir un certificat de licence, un diplôme ou un degré conféré par une Société organisée conformément aux dispositions de la présente loi, ou qui prétendra faussement et avec l'intention de tromper le public, être graduée par un collège dentaire érigé en corps, sans être réellement graduée, sera déclarée coupable du délit.

Article 3. — Cette loi aura son effet immédiatement.

La loi suivante est un acte additionnel à la législation existante sur la matière dans l'Etat de New-York.

Loi en faveur de certaines personnes engagées dans l'exercice régulier de la dentisterie dans cet Etat.

Le peuple de l'Etat de New-York, représenté par son Sénat et son Assemblée, décrète ce qui suit :

Article premier. — Toute personne qui était engagée dans l'exercice régulier de la dentisterie dans cet Etat, à la date du vingt juin mil huit cent soixante dix-neuf, et qui avait le droit d'être inscrite comme dentiste, ainsi que cela a été établi par l'article 3 du chapitre cinq cent quarante de la loi de dix-huit cent soixante-dix-neuf intitulée « Loi pour réglementer l'exercice de la dentisterie dans l'Etat de New-York », mais qui a omis de se faire inscrire, et qui fera et produira, devant le greffier du comté dans lequel elle se fait inscrire, sa déclaration écrite et affirmée par serment, à l'effet de prouver qu'elle était engagée dans la pratique de la dentisterie et qu'elle a droit ainsi à être inscrite, peut, dans les six jours qui suivront l'entrée en vigueur de la présente loi, faire enregistrer son nom, sa profession et son domicile, au bureau du greffier du comté, de la façon indiquée dans l'article section de la présente loi. Cet enregistrement aura la même force et le même effet que s'il avait été fait dans le temps fixé par la section indiquée de la loi de 1879. Toute personne qui fera volontairement et produira une fausse déclaration écrite et affirmée par serment dans le but d'obtenir cet enregistrement, sera soumise à une déclaration de culpabilité et à une peine pour faux témoignage.

Art. 2 — Désormais toute personne autorisée à exercer la dentisterie dans cet Etat, devra, avant de commencer cet exercice, faire enregistrer, au bureau du greffier du comté où elle a l'intention de commencer la pratique de la dentisterie, dans un registre tenu à cet effet, son nom, sa profession et son domicile, ainsi que le nom de la Société, du collège ou de toute autre autorité lui ayant conféré son diplôme ou certificat de capacité pour exercer la dentisterie.

Art. 3. — Le greffier du comté sera obligé, contre le payement entre ses mains de la somme de vingt-cinq cents, d'enregistrer toute personne dont il est parlé dans l'article 2 de la présente loi, somme qu'il est autorisé à réclamer à la personne sollicitant son enregistrement.

Article 4. — Cette loi entrera en vigueur immédiatement.

LOI RÉGLANT LA PRATIQUE DE L'ART DENTAIRE ET PROTÉGEANT LE
PUBLIC CONTRE L'EMPIRISME DANS L'ETAT DE PENNSYLVANIE ET
ÉTABLISSANT DES PÉNALITÉS CONTRE SES VIOLATEURS.

Article premier. — Le Sénat et la Chambre des représentants de
l'Etat de Pennsylvanie réunis en assemblée générale décrètent :
qu'après la promulgation de cette loi, il sera illégal de pratiquer l'art
dentaire dans l'Etat de Pennsylvanie à moins qu'on ne soit médecin
ou chirurgien régulièrement autorisé, ou qu'on ne soit gradué ou
diplômé d'une faculté réputée honorable et enregistrée comme telle
dans l'un des Etats de l'Union américaine, ou reconnue par un gouvernement étranger ; ou qu'on n'ait obtenu un certificat des examinateurs auxquels cette loi donne mission de les délivrer.

Art. 2. — Le jury d'examen se composera de six praticiens dentistes reconnus capables dans leur profession.

Ledit jury sera élu ainsi qu'il suit par la Société dentaire de l'État
de Pennsylvanie, à sa prochaine réunion annuelle D
pour une année, deux pour deux années et deux p
chaque année suivante les élus verront leurs
dant trois années qui finiront par l'élection de leurs remplaçants.

Ce jury aura la faculté de pourvoir aux sièges vacants avant l'expiration des termes fixés. Il sera responsable de ses actes devant la
Société dentaire de l'Etat.

Art. 3. — Le devoir de ce jury consistera :

1° A se réunir annuellement au siège de la Société dentaire de
l'Etat de Pennsylvanie. Il pourrait choisir un autre lieu de réunion.
Il désignera de lui-même la date des examens. Sur la demande de
quatre de ses membre, le siège et la date des examens pourront être
changés. La date de la réunion devra être publiée trente jours avant
dans trois journaux périodiques au moins (l'un d'eux devra être un
journal dentaire) devront être publiés dans ledit Etat.

2° Le certificat de capacité de pratiquer l'art dentaire, devra être
signé par le jury, être timbré avec un cachet spécial. Pour l'obtenir, le candidat devra avoir eu au moins quatre suffrages favo-
rables.

3° Il sera tenu un registre ou seront inscrits les noms, titres et
qualités, autant que cela sera possible, de tous ceux qui auront
obtenu les certificats de capacité exigés par cette loi.

Art. 4. — Ce registre ainsi établi deviendra registre légal ; ces co-
pies en seront certifiées par le membre qui en a la garde, ainsi que par
l'apposition du timbre spécial du jury. Il sera en évidence dans chaque tribunal de l'Etat.

Art. 5. — Le jury devra toujours réunir quatre membres au moins,
pour siéger régulièrement. Si au jour de la séance, il se trouvait
moins de quatre membres, elle serait ajournée de jour en jour jusqu'à réunion de ce minimum de quatre jurés.

Art. 6. — Toute personne qui exercerait l'art dentaire dans l'Etat
de Pennsylvanie en violation de cet acte serait passible de poursuites devant le tribunal du comté, et si elle est déclarée coupable, elle
sera condamnée à une amende de 50 dollars (262 fr. 50) au moins, et de
200 dollars (1,050 fr.) au plus. Toute personne coupable de ce délit
ne pourra réclamer des honoraires pour services rendus.

S'il lui en a déjà été payé, le patient ou ses ayants droit pourront réclamer la restitution de la somme comme il est fait pour toute dette reconnue.

Art. 7. — Les amendes reçues de ce chef seront versées au tronc des pauvres de la province.

Art. 8. — Cette loi n'est pas applicable à ceux qui étaient déjà engagés dans la pratique de l'art dentaire dans le dit État trois ans au plus avant la promulgation.

Art. 9. — Afin d'assurer des ressources pour l'exécution de l'article 3 de ladite loi, il sera du devoir du jury d'exiger de tous ceux qui recevront le certificat de capacité la somme de 30 dollars (157 fr. 50). Si les dépenses payées, il reste un reliquat, il sera versé au trésor de l'État de Pennsylvanie pour constituer un fonds destiné à assurer la parfaite exécution de toutes les prescriptions de cette loi.

Approuvé, 17 avril 1876.

Cette loi fut amendée et complétée le 17 avril 1886 de la manière suivante :

LOI POUR L'ENREGISTREMENT DES DENTISTES, COMPLÉMENTAIRE DE LA LOI INTITULÉE : LOI POUR RÉGLER LA PRATIQUE DE L'ART DENTAIRE, ETC., ETC.

Article premier. — Il est décrété par le Sénat et la Chambre des représentants de l'État de Pennsylvanie, réunis en assemblée générale : Qu'il sera du devoir de toute personne pratiquant l'art dentaire dans les limites de cet État, trois mois après la promulgation de cette loi, ou voulant l'exercer, de se faire enregistrer au bureau du greffier de la province, dans laquelle elle pratique ou a l'intention de pratiquer, son diplôme ou certificat lui donnant le droit de pratique, d'après les règles établies dans la loi dont celle-ci est le complément.

Art. 2. — Toute personne commençant la pratique de l'art dentaire dans cet État après la promulgation de cette loi et ayant un diplôme dentaire décerné par un collège, université, société ou association, devra le présenter au jury d'examen établi par la loi précitée, pour sanctionner la valeur des titres professionnels. Si le jury d'examen trouve satisfaisants les titres et qualités de l'impétrant, reconnaît valable son diplôme, il sera enregistré gratuitement et dans les formes dites ci-dessus.

Art. 3. — Toute personne ne possédant ni diplôme, ni certificat de capacité, et pratiquant en vertu de l'article 8 de la loi dont celle-ci est le complément, devra faire dans le délai de trois mois, après promulgation de cet acte, par écrit, et sous la foi du serment, devant qui a qualité pour le recevoir, déclaration de la durée de sa pratique, avec désignation du lieu ou des lieux où elle s'est exercée dans l'État. Le greffier lui donnera, en conséquence, un certificat et l'enregistrera dans un registre dressé dans ce but.

Art. 4. — Toute personne qui violera ou aidera à violer les prescriptions de cette loi et de celle qu'elle complète ou sera cause que quelque diplôme ou certificat aura été obtenu frauduleusement, par déclaration entièrement ou partiellement mensongère, par production de documents faux, sera passible de poursuites et la culpabilité établie, sera condamnée à payer une amende de 50 dollars au moins et de 200 dollars au plus, par chaque délit, au bénéfice du trésor de la province.

Art. 5. — Toutes les règles qui ne contredisent pas la présente loi sont ici confirmées.

LOI RÉGLANT LA PRATIQUE DE L'ART DENTAIRE
DANS L'ÉTAT DE CONNECTICUT

Il est décrété par le Sénat et la Chambre des représentants de l'Etat de Connecticut réunis en assemblée générale, ce qui suit:

Article premier. — Il sera illégal pour quiconque n'est pas déjà engagé dans la pratique de l'art dentaire dans cet Etat, à l'époque de la promulgation de cette loi, de commencer cette pratique à moins d'avoir reçu un diplôme d'une faculté ou d'un collège dentaire dûment autorisé dans ledit Etat ou dans un pays étranger, collège dans lequel était fait annuellement, à l'époque de l'obtention du diplôme, un cours complet sur l'art dentaire, ou d'avoir dix-huit mois d'apprentissage chez un dentiste, avec une étude faite dans un collège comme il a été dit ci-dessus, ou, dans le cas où on a pratiqué auparavant dans un autre Etat ou pays, d'avoir obtenu un certificat d'un jury régulier d'examinateurs dentistes ; ou, d'avoir six années de pratique régulière.

Il est spécifié que les défenses de cette loi ne sont pas applicables aux médecins exerçant leur art. Il est également spécifié que cette loi n'est pas applicable aux étudiants qui apprennent ou pratiquent chez un dentiste de l'Etat.

Art. 2. — Toute personne qui violera les prescriptions de cette loi sera déclarée coupable et le fait établi, sera condamnée à une amende d'au moins 50 dollars et de 200 dollars au plus.

Approuvé par le gouvernement, le 4 avril 1887.

Nous pourrions multiplier les textes. Cela serait superflu. Ces lois se ressemblent toutes en leurs dispositions essentielles. L'économie de cette réglementation est évidente ; elle se rapproche de notre ancienne législation sur les corporations.

Les édits royaux, et surtout celui de 1768, avaient institué en France des règlements similaires, et, sans les préventions exagérées de la Constituante à l'égard des corporations, il est très probable que nous serions régis par des mesures analogues.

La législation américaine sur l'exercice de l'art dentaire ne peut donc pas être invoquée par les partisans de la réglementation, telle qu'elle a toujours été proposée en France. Elle reconnaît la spécialisation de l'art dentaire, elle le distingue entièrement de l'art médical. On a vu que si, en 1841, l'Etat d'Alabama avait chargé les médecins de décider de la capacité professionnelle des dentistes, cela a du être réformé ensuite. Actuellement, dans aucun Etat, l'élément médical pratiquant ne fait partie des jurys d'examen.

Les facilités accordées au dentiste comptant deux années d'études dans une école dentaire pour obtenir le diplôme médical, facilités que nous ferons connaître plus loin, font que, bien souvent, les dentistes sont non seulement D. D. S. (docteur en chirurgie dentaire), mais encore M. D. (docteur-médecin), et si l'on trouve, parmi les examinateurs, des dentistes possédant les deux titres, ils n'en sont pas moins des praticiens exerçant notre spécialité.

Au mois d'août 1887, trente-trois des Etats de l'Union américaine possédaient des lois réglementant l'exercice de l'art dentaire.

Sur ce nombre, quatre : l'Alabama, l'Arkansas, la Floride, le Massachusetts demandent une licence, délivrée par un jury d'examinateurs dentistes, dans les conditions que nous avons fait connaître. Le candidat pourrait appeler d'une décision défavorable du jury devant le tribunal qui, au besoin, nommerait d'autres experts. Dans la pratique, cette éventualité est exceptionnelle, et les décisions du jury sont presque toujours acceptées sans protestations. Vingt-quatre : la Californie, le Dakota, le Delaware, la Géorgie, l'Illinois, l'Indiana, l'Iowa, le Kentucky, la Louisiane, le Maryland, le Michigan, le Minnesota, le Mississipi, le N. Hampshire, le New-York, la Caroline du Nord, l'Ohio, l'Orégon, la Pennsylvanie, la Caroline du Sud, le Vermont, la Virgine de l'Ouest, le Visconsin laissent au candidat la faculté de produire un diplôme d'une école dentaire, ou à défaut de subir un examen devant un jury de dentistes. Quatre se contentent du diplôme de l'une des écoles dentaires : le Kansas, le Missouri, le Nebraska, le New-Jersey.

Enfin l'Etat de Connecticut accepte que la preuve soit faite ou en produisant un diplôme d'école dentaire, ou en établissant qu'on a plus de six années de pratique.

En étudiant l'organisation de l'enseignement, nous montrerons la valeur des diplômes délivrés par les écoles dentaires des Etats-Unis. Les deux questions sont connexes.

Quoi qu'il en soit, on voit que si les pouvoirs publics ont jugé nécessaire de limiter la liberté d'établissements pour ceux qui veulent exercer l'art dentaire, on a laissé la corporation juge de la valeur professionnelle de ceux qui veulent y entrer. Le gouvernement a reconnu son incompétence en la matière. Il n'a pas demandé non plus aux représentants de la profession médicale d'apprécier les connaissances, la capacité professionnelle des dentistes.

Cette réglementation paraîtra d'autant moins restrictive quand on saura : que le dentiste, aux Etats-Unis, pratique l'anesthésie, que certaines opérations de chirurgie buccale sont considérées de son ressort, qu'il n'hésite pas à employer la médication interne comme auxiliaire de sa thérapeutique spéciale. Cela se fait avec le concours et l'approbation du corps médical.

Ce résultat est dû en grande partie aux efforts des dentistes eux-mêmes.

Par leurs sociétés, par leurs établissements d'enseignement, par leurs journaux, les dentistes ont montré qu'il n'étaient pas, comme en Europe, une quantité négligeable. Le gouvernement a dû tenir compte de cette force organisée dont les services étaient évidents.

Cet exemple dicte notre conduite.

III. — L'ENSEIGNEMENT

Les Etats-Unis ont eu l'honneur et le profit de créer la première école dentaire que le monde ait connue. Ce pays est aujourd'hui celui qui en compte le plus; leurs anciens élèves exercent sous toutes les latitudes. Aussi pour nous,

venus au monde plus tard en un monde plus vieux,

il était du plus haut intérêt de voir de près les écoles dentaires américaines.

Si la délégation dont on nous avait chargé ne nous avait fait un devoir d'étudier particulièrement ce côté de la question, notre curiosité de praticien y aurait suppléé.

Le temps dont nous disposions, l'époque où nous étions en Amérique — qui était celle des vacances — ne nous permirent pas de visiter les écoles en plein exercice. Malgré cela, les renseignements, les documents que nous avons recueillis sont assez nombreux pour nous permettre de faire connaître les traits essentiels de l'organisation, du fonctionnement des écoles américaines, leur rôle professionnel.

La première école dentaire fut fondée à Baltimore en 1839. Elle eut bientôt de nombreuses émules.

Actuellement les principaux États ont une école dentaire, le Maryland en a deux, la Pennsylvanie, l'Illinois en ont trois. Les Etats-Unis en comptent actuellement vingt-huit.

Celles en plein exercice sont :

	Fondé en
Baltimore College of dental surgery	1840
Ohio College of dental surgery	1845
Pennsylvania College of dental surgery	1855
Philadelphia dental College	1863
Missouri dental College	1866
Boston dental College	1867
Indiana Dental College	1879
Dental Dept. of University of Maryland	1881
— — — Iowa	1881
— — Vanderbilt University	1879
— — University of Tennessee	1878
Dental College of University of Michigan	1875
Dental Dept. of University of Pennsylvania	1878
New-York College of dentistry	1866
Dental Dépt. of Harvard University	1869
Kansas City dental College	1881
Dental Dept. of University of California	1881

Chicago College of dental surgery...................... 1882
Dental Dept. of Minnesota College Hospital............ 1882
Dental Dept. National University..................... 1884
Northwestern College of dental surgery St-Paul........ 1885

Le Dental Department de l'école de Meharry ne reçoit que des étudiants nègres. Quelques-unes ne reçoivent pas d'étudiants féminins.

Ces écoles appartiennent toutes à des associations privées, limitées à quelques membres, généralement le doyen et les principaux professeurs. Afin de donner plus d'autorité à l'institution, les fondateurs s'adjoignent un comité composé de notabilités administratives, politiques ou mondaines ; mais ces personnes ne sont là qu'à titre honorifique, et leur incompétence leur interdit l'ingérence dans la direction effective.

Parfois l'école dentaire n'est pas une institution isolée ; elle fait partie d'un ensemble donnant place dans des locaux voisins à une école de médecine, de technologie, etc. Mais, isolée ou associée, elle ne relève en rien de l'Etat, de la municipalité, ni même de la corporation.

Cette constitution simplifie les rouages ; par contre, elle ne comporte par les garanties que la surveillance, la coopération du public compétent assureraient.

Certaines sont des plus honorables ; leurs directeurs ont conscience de leur rôle dans l'ensemble de l'organisme professionnel, le succès financier ne les intéresse que secondairement ; mais on devine qu'il n'en est pas ainsi pour toutes.

Le titre de docteur est si commun en Amérique qu'on n'y attache pas la même distinction que dans les pays où il est obtenu après de longues études ; le titre de professeur jouit encore de certain prestige ; de là, la tentation de fonder une école, en ne s'oubliant pas dans la liste des membres du corps enseignant.

Les écoles à longue scolarité, à examen sérieux, ne sont pas toujours celles qui ont le plus d'élèves, et surtout d'élèves étrangers. On verra plus loin que l'Association des dentistes américains tente de réagir contre les facilités, les complaisances intéressées de nombre d'entre elles ; mais il y a deux ou trois ans l'examen d'entrée n'existait guère ; la première année ne se faisait que partiellement ou pas du tout, principalement quand le candidat allait porter son titre de D. D. S. dans le vieux monde.

On sait que l'article d'exportation n'est pas habituellement le mieux fabriqué. Cela est peut-être plus vrai pour les diplômes que pour le reste.

Nous avons en France quelques-uns de ces docteurs en chirurgie dentaire qui ont su trouver des accomodements avec le doyen qui les a consacrés; mais c'est surtout l'Allemagne qui en possède le plus.

Pour donner une idée de la valeur de quelques écoles, nous ferons un extrait des procès verbaux de la réunion annuelle des administrateurs chargés, dans les Etats où il y a réglementation, de décider sur la capacité professionnelle de ceux qui veulent exercer l'art dentaire. Il est tiré de l'*Independant Practioner* de 1886, page 489.

« Le Dr Kirk parle du cas de deux collèges dont les diplômés
« ne sont pas reconnus par les examinateurs de l'Indiana. Les
« diplômés du collège de dentisterie de Louisville, qui se sont
« présentés devant eux, n'ont pas pu nommer un seul livre
« d'études servant dans ce collège. Il ne fut pas possible d'éta-
« blir que les candidats eussent jamais suivi aucun cours régu-
« lier. Les étudiants inscrits en mars étaient diplômés en juin de
« la même année. Un de ceux-ci montrait qu'il n'avait aucune
« connaissance en art dentaire. Le collège de Tennessee a plu-
« sieurs fois diplômé des étudiants après une seule session
« d'études. »

Le Dr Barrett dit aussi :

« Du vilain travail a été fait par les collèges et les étrangers
« particulièrement ont obtenu très facilement des diplômes. »

Nous devons ajouter que le doyen du collège de Louisville donna pour excuse que les diplômes avaient été accordés en son absence par le président de l'Ecole de médecine.

Nous publions aussi plus loin une correspondance édifiante à cet égard.

En Amérique, le prix des études dentaires est assez élevé. Le coût de l'inscription pour la session régulière (de cinq mois) n'est jamais au-dessous de 525 fr. (100 dol.).

Si nous prenons pour exemple l'école dentaire de New-York, nous voyons que, pour la première année, le prix est de 626 fr., pour la deuxième de 708,75. Il y en a plus à cette école des cours facultatifs, dont le total est, pour les deux années, de 682,50

(130 dol.), ce qui fait pour les études complètes 2.021,25 (385 dol.).

Au Dental Department de l'Université de Harvard, la somme des droits est pour les trois années de 2,100 fr. (400 d.) dont 1,050 pour la première année.

L'année est payée en entier le jour de l'inscription dans les mains du doyen, qui est à la fois le trésorier et le directeur de l'école.

Les écoles américaines n'ont pas habituellement de boursiers; l'exigibilité immédiate et totale des droits, l'heure des cours rendent quasi impossible les études de dentisterie opératoire, l'obtention du diplôme pour les mécaniciens.

Les ressources de l'institution ne sont pas limitées aux droits payés par les étudiants : la rétribution demandée aux malades s'y ajoute. Cela n'est pas sans valeur; au Philadelphia Dental College par exemple, on reçoit par jour jusqu'à cent patients; qu'ils demandent des aurifications, un appareil, des opérations avec anesthésie, tous sont acceptés. Si les élèves ne peuvent immédiatement exécuter le travail, il est donné un numéro d'ordre, assurant au patient qu'il sera servi à son tour. Les écoles dentaires sont donc, avec ce système, non seulement des établissements d'enseignement, mais encore des maisons de dentisterie à bon marché et, grâce à la gratuité de la main-d'œuvre, les propriétaires de quelques écoles réalisent parfois des bénéfices assez importants. La conséquence la plus fâcheuse de cette organisation est le préjudice causé aux praticiens de la ville par l'avilissement des prix et le détournement d'une partie de la clientèle.

Les trois écoles de Philadelphie ont, à elles trois, près de 300 élèves, il est reçu quotidiennement à leurs cliniques ; de 200 à 250 malades par jour. Si ces patients étaient des nécessiteux, on n'aurait pas à déplorer le service d'humanité qui leur est rendu; mais quiconque connaît la clientèle de clinique, devine bien que la plus grande partie y trouve un moyen facile pour ne pas payer la juste rémunération du travail qu'ils exigent.

Voici les prix à l'Ecole de New-York :

Extraction.	0 fr. 50
Amalgame, ciment.	2 60
Aurification	7 80

Appareils partiels ou complets en caoutchouc
de 26 fr. 25 à.......................... 31 50
Appareils en métal (ils se se font rarement)
de 105 fr. à........................... 131 25

Dans certaines écoles, les prix sont moins élevés.

Actuellement la session régulière est de cinq mois ; il est demandé qu'elle soit étendue ; quelques écoles ont déjà une session plus longue, mais c'est le petit nombre. Les cours ouvrent aux premiers jours d'octobre et finissent aux derniers jours de février. Si cette session est relativement courte, elle est des mieux remplies ; pendant ce temps on demande aux étudiants un travail sans relâche. Trois jours par semaine, les matins, sont pris par l'assistance et les opérations à la clinique ; les trois autres sont consacrés à la prothèse. Les cours théoriques ont lieu l'après-midi cinq jours par semaine. Il n'est fait aucun travail l'après-midi du samedi. Le dimanche, l'école est fermée. Il y a chaque jour jusqu'à trois cours, de deux heures et demie à cinq heures et demie ; la soirée est occupée par la dissection de sept heures et demie jusqu'à dix heures.

Le nombre des professeurs est limité à quelques titulaires, cinq ou six au plus, si nous consultons le programme des cours, nous voyons qu'ils ne sont pas des maîtres inactifs, car il en est qui ont des cours tous les deux jours, c'est-à-dire trois fois par semaine pendant la session d'hiver.

Voici les cinq cours comprenant l'ensemble des matières théoriques enseignées à l'École dentaire de New-York : 1° Anatomie régionale et chirurgie orale ; 2° Dentisterie opératoire et thérapeutique dentaire ; 3° Anatomie ; 4° Physiologie, histologie générales ; 5° Prothèse dentaire. A ces cinq professeurs, faisant en moyenne une quarantaine de leçons par session, il est ajouté trois ou quatre conférenciers faisant une fois par semaine, pendant un mois, des conférences sur des matières jugées ne pouvoir alimenter une longue suite de leçons : l'anesthésie au protoxyde d'azote, l'histologie spéciale. Au total, il est fait 385 heures de leçons, il est consacré 275 heures à la dissection. Le travail à la clinique est de 264 heures ; il en est consacré autant à l'étude pratique de la prothèse.

Sauf à l'Université de Harvard et à celle de Pennsylvanie, des cours séparés ne sont pas faits aux étudiants des différentes

3

années et les élèves entendent deux années de suite les mêmes cours.

La session de printemps, du 15 mars au 15 mai, est destinée aux élèves ayant échoué aux examens de fin d'année ou de fin d'études.

Elle ne comporte qu'un petit nombre de cours théoriques.

L'installation matérielle du *Dental Department* de l'Université de Pennsylvanie est l'idéal du genre : laboratoires spacieux, salle de clinique éclairée de nombreuses baies, fauteuils modernes (40 du modèle Morisson), piles électriques pour actionner le maillet (une par six fauteuils), amphithéâtre bien éclairé, bien agencé pour la démonstration au tableau, pour l'audition des cours théoriques. On ne peut souhaiter un cadre plus vaste et mieux approprié à nos besoins.

Cette institution, dotée au siècle dernier, a actuellement de grandes ressources. Elle en fait le plus noble emploi. Les autres écoles n'ont pas cette installation grandiose; malgré cela, elles ont l'essentiel, de la lumière et de la place.

La plupart ne renferment pas de bibliothèque; le musée y est assez restreint : les pièces d'examen faites par les élèves en constituent le principal élément.

Le laboratoire de prothèse contient toujours un fourneau pour faire les appareils à gencive continue; ce genre de travail est souvent demandé comme épreuve pratique.

L'organisation et la surveillance du travail à la clinique et au laboratoire diffèrent quelque peu de ce qui existe chez nous : elles incombent à un chef de clinique et à un chef de laboratoire de service pendant toute la durée de la session, qui n'ont que le titre de professeurs suppléants et sont généralement des praticiens d'avenir et de valeur ; malgré cela, ils ne sont pas ceux que la profession a déjà mis au premier rang. Ils sont indemnisés. A côté d'eux, des démonstrateurs choisis parmi les lauréats ou les meilleurs élèves des session précédentes font office de démonstrateurs. Ces fonctions exercées à titre temporaire ne donnent aucun droit à un avancement hiérarchique. Il n'existe ni concours, ni limitation réglementaire pour le choix des professeurs. Les propriétaires de l'école font ce qu'ils jugent bon à cet égard. Aussi, nombre de dentistes des plus distingués, n'ont-ils pas place dans le corps enseignant des écoles dentaires.

Quelques écoles font partie d'un ensemble constitué en faculté. Cela n'a rien de comparable à ce que nous dénommons ainsi en Europe. Alors les élèves ont droit d'assister aux cours de médecine générale, ils ont entrée dans les salles d'hôpital. A l'Université de Harvard, les études de première année sont communes aux étudiants médecins et aux étudiants dentistes. Le diplôme de cette école est le seul diplôme américain qui soit accepté en Angleterre comme équivalent à celui de licencié en chirurgie dentaire et donnant le droit d'exercice.

Pour la plupart des étudiants des écoles dentaires, il est facile d'ajouter le titre de docteur médecin à celui de docteur en chirurgie dentaire : on ne leur demande pour cela qu'une année d'études complémentaires à condition qu'ils aient assisté pendant les deux premières années à certains cours de médecine générale.

Pendant l'année scolaire 1886-87, le diplôme de D. D. S. a été décerné à 597 étudiants.

Telles sont les bases, les lignes de l'enseignement de notre profession aux Etats-Unis; l'initiative individuelle l'a créée, jusqu'ici elle l'a fait vivre et se développer sans l'intervention des pouvoirs publics, sans celle de la corporation. Pourtant la surveillance de celle-ci s'impose, afin d'empêcher l'abaissement du niveau des études, et d'entraver les complaisances coupables en matière de délivrance des diplômes. Nos confrères l'ont compris.

En 1885, il a été établi que les délégués des écoles qui accepteraient un programme minimum se réuniraient tous les ans pour délibérer sur les affaires communes.

En 1886, dix-sept écoles s'étaient fait représenter à la réunion; en 1887 nous en comptons vingt-trois ; il a suffi d'un rappel public à la pudeur pour imposer à presque toutes le programme minimum de l'Association. Deux ou trois écoles ont refusé de s'y soumettre, mais elles sont mises à l'index et, avant peu, leurs diplômes seront entièrement dépréciés.

L'Association a imposé l'obligation des deux sessions d'hiver et celle de l'examen d'entrée; quelques-uns de ses membres demandent d'augmenter la durée de la scolarité et de la porter à neuf mois pour chaque année d'études. On a nommé une commission chargée d'examiner un ensemble de livres classiques. Par suite de cette impulsion nous allons entrer dans une nouvelle phase et, si un travail de concentration s'opérait, si quelques écoles interlopes disparaissaient, si on enrayait les mauvaises dispositions de quelques autres, il deviendrait encore difficile aux dentistes européens de lutter contre leurs confrères transatlantiques.

Un dentiste américain des plus distingués et des plus sympathiques, le docteur Harlan, que nous avons été heureux de rencontrer à Washington, voulait bien dire à ses compatriotes, dans son excellente étude sur les écoles dentaires européennes, que notre jeune institution méritait l'approbation. Nous sommes fiers de son appréciation, mais il ne faut pas nous dissimuler que nous aurions encore beaucoup à faire pour que les dentistes qui viendront assister à notre congrès eussent tous une opinion aussi favorable.

De tous côtés l'on travaille à assurer à notre art de nouveaux progrès. Il a été créé dans quelques pays des écoles dont les gouvernements ont pris la direction ; elles ont été installées largement et avec les grandes ressources matérielles et scientifiques dont ils disposent. Dans d'autres, comme les Etats-Unis par exemple, nous sommes en présence d'un corps professionnel nombreux, dont l'organisation remonte à un demi-siècle, soutenu en plus par des maisons de fournitures, puissantes, généreuses, comprenant leur solidarité avec les dentistes et sachant bien que le progrès en art dentaire s'accompagne presque toujours de nouveaux instruments dont elles sont les premières bénéficiaires. La concurrence vitale a maintenant le monde pour champ d'action ; que la valeur professionnelle des nôtres reste stationnaire et la vie leur deviendra difficile. Dans notre monde, servir le progrès, c'est garder sa place au soleil.

IV. — LES SOCIÉTÉS PROFESSIONNELLES.

Les comptes rendus détaillés des travaux de la 18° section du Congrès de Washington que nous avons publiés, nos études sur la législation, sur l'enseignement de l'art dentaire aux Etats-Unis ont pu déjà donner une idée de l'organisation de notre profession dans ce pays.

Avant de présenter nos conclusions il nous reste à dire quelques mots de deux facteurs considérables du progrès professionnel : les Sociétés dentaires, les journaux.

Dans aucun autre pays on n'a poussé aussi loin l'esprit d'association, pour l'étude en commun des questions scientifiques ou techniques, que soulève la pratique de notre art.

Jusqu'à ces dernières années, nombre de dentistes n'avaient pas passé par l'Ecole, et combien de ceux qui y avaient obtenu la qualification de D. D. S. avaient besoin de compléter leur éducation scientifique et technique ! Comme nous l'avons expliqué, il n'y a pas longtemps que l'obligation des deux années est établie, et nombre d'anciens dentistes diplômés avaient appris ce qu'ils savaient sur leur art en une scolarité de cinq mois, quelquefois moins.

La brièveté de la scolarité, son absence même, étaient palliées par la fréquentation des Sociétés professionnelles, et, grâce à elles, beaucoup devinrent des praticiens heureux et compétents.

En Amérique comme en Europe, la grande majorité des dentistes s'effraie de l'exposition écrite ; la démonstration pratique est mieux à la portée de nos confrères.

Les habitudes d'esprit, de travail des dentistes en font souvent des praticiens habiles, ingénieux, novateurs même, pouvant démontrer, l'outil à la main, les avantages de leur manière de faire, mais très peu osent les décrire. Ils redoutent les critiques des prétentieux en littérature ; et si la démonstration pratique n'avait pas été organisée, que de perfectionnements, que d'inventions seraient restés dans l'ombre !

Cette démonstration pratique, nos confrères lui ont donné place dans toutes les réunions professionnelles, surtout dans les Congrès d'Etat ou Nationaux. Alors, les maisons de fournitures prêtent des fauteuils, des tours, des tablettes, des piles électriques, etc., etc., de manière à ce que tous ceux qui veulent faire connaître leurs procédés, leurs inventions personnelles puissent le faire en démontrant le mode d'application dans la bouche. Il est évident que, pour des dentistes, il n'est pas de meilleure école, et on comprend l'intérêt primordial de cette partie des Congrès. A Washington, par exemple, la partie clinique a été de beaucoup supérieure à la partie orale. Plus de trente fauteuils étaient occupés par des opérateurs. Comme nous l'avons déjà dit, des implantations, des couronnes artificielles, des aurifications étendues, des traitements, etc., etc., s'y pratiquèrent sous les yeux des spectateurs. Actuellement les opérations difficiles sont pratiquées par beaucoup, et pour un dentiste instruit, ce qui est véritablement nouveau est forcément restreint. Mais il y a quelques années ces réunions ont dû avoir une importance éducatrice considérable.

Des réunions confraternelles, sont issus les autres organes du développement corporatif : l'Ecole et le Journal. Mais on peut dire que le premier rôle est toujours tenu par celles-là.

Voici quelques renseignements sur l'organisation de ces Sociétés :

Dès 1837, les dentistes américains sentirent la nécessité d'associer leurs efforts, de mettre en commun ce qu'il y avait de savoir, de bonne volonté parmi eux. Ce fut en 1840 que fut fondée la Société Américaine des chirurgiens dentistes. Elle fut la première qui ait laissé des traces de son existence. Sous l'influence d'Harris, elle proscrivit l'emploi de l'amalgame, et ce n'est que longtemps après qu'on put être accepté comme sociétaire sans prendre l'engagement de ne jamais se servir de cette matière obturatrice.

Actuellement, les Etats-Unis comptent plus de cent Sociétés professionnelles. Il n'est pas de ville un peu importante qui n'ait une ou plusieurs Sociétés se réunissant mensuellement, d'Etat qui n'ait sa convention annuelle ; cela n'empêche pas les grandes réunions entre tous les dentistes des Etats-Unis.

L'Etat de New-York compte jusqu'à quinze Sociétés, autant pour les districts que pour l'ensemble de la province. Brooklyn, qui est une sorte de New-York rive gauche, a sa Société particulière. On doit dire que plusieurs les Sociétés de cet Etat n'existent que pour satisfaire à la loi qui régit l'exercice professionnel.

(Voir loi de l'Etat de New-York. *Odontologie*, septembre 1887, page 421.)

L'Illinois n'a pas moins de dix Sociétés. La Pennsylvanie, quinze. Nous pourrions multiplier les exemples.

Certaines de ces Sociétés ne comptent qu'un petit nombre de membres, de 15 à 20 ; le plus grand nombre atteint de 50 à 80 sociétaires ; les Sociétés régionales dépassant la centaine sont une exception. Quelques-unes sont assez exigeantes pour l'admission et n'admettent que des confrères dans une situation analogue à celle des fondateurs, d'autres sont plus larges ; en tout cas, les dentistes faisant des réclames dans les journaux, les confrères manquant à la dignité professionnelle en sont exclus. Somme toute, les Sociétés dentaires groupent les hommes d'élite, laissant les ignorants et les indignes à l'écart. Aussi, est-il très apprécié de pouvoir se dire membre de l'une des grandes Sociétés du pays, de celles qui se tiennent à l'avant-garde, comme la Société du Premier District ou la Société Odontologique de New-York.

Les Sociétés, ne se recrutant que dans la ville où elles siègent, se réunissent une fois par mois, les Sociétés d'Etat et les Conventions régionales ou nationales n'ont que des réunions annuelles avec une session de quatre à cinq jours ; ces dernière s se subdivisent en sections.

Dans les Sociétés sérieuses l'ordre du jour est toujours fixé longtemps d'avance, quelquefois pour toute l'année.

On demande à des dentistes qualifiés pour bien traiter une question de fournir un thème à la discussion, et tous ceux à qui elle est familière, ou qui croient avoir des observations à présenter y participent.

Les dentistes qui suivent dans les journaux américains, ou même dans les traductions, les travaux soumis aux Sociétés dentaires des Etats-Unis, savent que là, comme ailleurs, les séances ne sont pas également bien remplies et bien des redites, des choses oiseuses sont entendues ; malgré cela il ne se dégage pas moins de ces réunions fréquentes, un courant de progrès, une émulation de bon aloi qui servent l'avancement de la science et de la technique.

Le dentiste américain sent toute l'importance de la fréquentation de ses confrères, et les séances sont toujours très suivies, si multipliées soient-elles. Nous en avons eu un exemple frappant à Washington. Il y avait eu, peu avant, au Niagara la Convention annuelle des dentistes américains ; la plupart des Etats avaient eu aussi des réunions semblables, cela n'empêcha pas la 18ᵉ section du Congrès de Washington de réunir un très grand nombre de dentistes, et on peut dire que peu de sections furent aussi nombreuses.

La distance, la perte de temps sont, pour nos confrères *yankees*, choses secondaires quand il s'agit d'un Congrès, et les facilités accordées par les lignes de chemin de fer aidant, on se transporte sans hésitation des rives de l'Atlantique à celles du Pacifique, de la Louisiane au Canada. On fait huit cents, mille lieues et plus pour prendre part aux grandes assises professionnelles.

Nous n'affirmerons pas que le désir de connaître les différentes régions du pays, que la soif de vacances, que les banquets et excursions, accompagnement obligé de tout congrès, ne soient pas pour quelque chose dans cette facilité d'éloignement temporaire du *Home*. Cela n'empêche pas le travail utile de se produire et de faire que ces réunions ne soient profitables à tous.

Elles mettent en évidence les progrès, les perfectionnements récents, avec la sanction de l'application. Elles désignent à l'attention et à l'estime des confrères les hommes réellement capables. Quel est le dentiste qui ne trouve à glaner, sous le rapport des procédés opératoires ou des détails de pratique, en voyant opérer les meilleurs de ses confrères ?

Les sociétés, les congrès sont donc des écoles mutuelles d'une puissance éducatrice incomparable et on peut dire qu'ils ont fait le dentiste Américain.

V. — LA LITTÉRATURE PROFESSIONNELLE
JOURNAUX ET LIVRES.

Plus que le livre, le journal donne, aux Etats-Unis, la mesure, le niveau des connaissances en art dentaire et conséquemment c'est surtout de lui que nous parlerons.

Comme l'Ecole, comme la Société odontologique, ce fut vers 1840, que fut publié le premier journal dentaire, l'*American journal of dental science*, dont le premier numéro parut en juin 1839. Depuis, il a été fondé un très grand nombre de publications périodiques.

Les plus anciennes parmi celles qui existent encore sont le *Dental Register* (1847), l'*American Journal of Dental science*, réorganisé en 1850, et le *Dental Cosmos* (1859). Actuellement il se publie dans l'Union américaine 19 journaux, dont 12 mensuels et 7 trimestriels. Les prix d'abonnements varient de 50 cents (2 fr. 60) à 3 dollars (15 fr. 75).

Le plus important est le *Dental Cosmos*, édité par la maison White ; il paraît mensuellement en une forte livraison de près de 150 pages, 80 de rédaction et 64 d'annonces. Les meilleurs dentistes américains sont honorés de voir leurs travaux figurer aux communications originales, placées en tête du numéro. Il n'est pas de journal dentaire ayant une portée aussi considérable : ses comptes-rendus des principales Sociétés odontologiques américaines, ses communications originales, son luxe et son abondance de dessins en font une publication unique, et contre laquelle on luttera difficilement.

Le *Cosmos* a à sa disposition les grandes ressources de la maison White qui, sentant toute l'importance de l'appui qu'elle tire de son journal, ne néglige rien pour lui assurer les travaux les plus intéressants parmi ceux qui voient le jour aux Etats-Unis. Les 64 pages d'annonces du *Cosmos* et les recettes d'abonnements constituent un budget annuel d'au moins cent mille francs. Avec de telles ressources on peut faire grand et bien, et il nous semble que, si nos journaux européens avaient à leur disposition le tiers ou le quart de cette somme, il serait possible de faire au moins l'équivalent.

L'hégémonie de la maison White est vivement combattue par quelques dentistes qui voudraient voir les intérêts scientifiques de la profession absolument distincts des intérêts matériels d'une maison de fournitures, — si large soit-elle, — et par les concurrents qui sont tellement écrasés par le monopole de la puissante fabrique, qu'ils encouragent toute tentative destinée à créer des rivaux au *Cosmos*. De là la réorganisation de l'*Independent Practitioner* et la publication de la *Dental Review*.

L'*Indépendent Practitioner* a été réorganisé dans les dernières années par M. Barrett qui en a fait un journal vivant, original et d'une allure plus jeune que le *Cosmos*.

La direction d'un journal dentaire est une entreprise lourde et absorbante; aussi M. Barrett vient-il de renoncer à la tâche et de la confier à un dentiste des plus distingués, M. Sudduth, de Philadelphie. Nous espérons que la nouvelle direction marchera sur les traces brillantes de sa devancière et qu'elle fera prospérer un journal que le précédent directeur avait su placer au premier rang.

La *Dental Review* est dirigée par notre ami Harlan avec le concours des dentistes de Chicago; comme le *Cosmos* et l'*Indépendent Practitioner*, elle compte au nombre de ses lecteurs tous les dentistes qui, en Amérique, veulent suivre le mouvement professionnel.

Il est peu de dentistes américains connaissant aussi bien l'Europe que M. Harlan, qui l'a visitée à plusieurs reprises.

L'originalité de la *Dental Review* consiste surtout dans les tendances de son directeur qui voudrait voir la science occuper une plus large place dans l'enseignement et la pratique de l'Art dentaire aux Etats-Unis.

Mais l'esprit américain répugne à ce qui n'est pas d'une application immédiate et l'empirisme suffit à la plupart de nos confrères d'au-delà de l'Océan. M. Harlan, qui doit à ses connaissances étendues en matière médicale d'avoir trouvé de nouveaux modes de traitement, — pour la pyorrhée alvéolaire entre autres, — pense qu'il y aurait profit pour tous à ce qu'on préparât les praticiens à la recherche et à la pratique appuyées sur la science. Aussi s'enorgueillit-il avec raison de la collaboration de M. Black, dont les recherches histologiques font autorité en Amérique.

En dehors de ces trois journaux, il existe quelques autres publications d'un certain intérêt, *The Dental Register*, dirigé par

M. Taft, *The Archives of Dentistry*, *The Southern Dental Journal*, etc...

Mais les seuls journaux qui se lisent dans toute l'étendue des Etats-Unis et qui aient un certain nombre de lecteurs en Europe sont : le *Dental Cosmos*, l'*Indépendent Practitioner* et la *Dental Review*. Les autres sont des journaux dont le retentissement ne dépasse guère la région où ils sont publiés, ou sont simplement des feuilles d'annonces, avec l'adjonction de coupures pratiquées dans les autres journaux.

Le livre n'a pas, en Amérique, une importance proportionnelle au journal, et, en dehors des livres classiques, il est peu de publications sur l'Art dentaire. Pour un art qui se transforme tous les jours comme le nôtre, le livre a l'inconvénient de ne pouvoir suivre d'un pas assez rapide le mouvement du progrès, de sorte qu'il vieillit vite. De plus, l'esprit américain n'est pas porté vers les œuvres de longue haleine et il est bien peu de dentistes, même parmi les plus compétents, qui aient écrit autre chose que des communications isolées, bien peu qui aient fait une œuvre d'ensemble.

Les journaux américains tirent tous leur intérêt de la publication des communications faites aux Sociétés professionnelles et des discussions qu'elles provoquent. L'article écrit exclusivement pour le journal est chose peu commune. Les leçons faites dans les Ecoles dentaires n'y sont jamais reproduites.

Sur les quinze mille dentistes exerçant aux Etats-Unis, il en est bien peu qui ne sentent toute l'importance du journal pour leur avancement professionnel et la majorité lit au moins le *Cosmos* ; mais il n'est pas rare de rencontrer des praticiens suivant attentivement le mouvement dans les trois principales revues professionnelles.

Tous ces journaux ont un nombre d'abonnés que nous ne pourrions atteindre en Europe et ont, par conséquent, des ressources dont nous sommes privés.

Les idées s'exposent d'abord devant les Sociétés, le journal les propage ensuite dans tout le pays.

Les principales Sociétés font des tirages spéciaux de leurs comptes rendus ; cela est une notable adjonction à la littérature professionnelle.

VI. — LA SITUATION MORALE ET MATÉRIELLE DES DENTISTES.

Par suite de l'analogie des études et des conditions d'obtention du diplôme, la situation du dentiste est à peu près égale à celle du médecin. Le public a la plus grande confiance en lui, et il se soumet volontiers aux opérations portant non seulement sur les dents, mais encore sur les parties connexes. Aussi, certains dentistes n'hésitent-ils pas à faire des opérations considérées, en France, comme du domaine chirurgical. Du reste, il est si facile pour un dentiste d'obtenir le titre de M. D., que nombre d'entre eux en sont pourvus. Comme nous l'avons dit, cela ne demande qu'une année d'études de plus. Le titre de D. D. S. confère aussi le droit de pratiquer l'anesthésie générale à l'aide du protoxyde d'azote, et il est peu de praticiens qui ne l'emploient couramment.

Autant que nous avons pu l'observer, il nous a semblé que les Américains avaient des dents à ivoire moins dense que les Français. Cette défectuosité a été probablement pour beaucoup dans l'extension de l'art dentaire aux Etats-Unis. L'étendue du mal a nécessité une hygiène attentive et la perfection des remèdes.

On n'attend pas, comme chez nous, qu'une dent ait fait mal pour avoir recours aux soins du praticien, et, dans l'immense majorité des cas, les obturations se font sur des caries non pénétrantes.

On a, du reste, toutes facilités à cet égard : dans les grandes villes, les cliniques des écoles donnent des soins aux prix réduits que nous avons fait connaître ; les praticiens, pour retenir leur clientèle moyenne ou peu aisée, demandent des honoraires peu élevés, et il n'est pas rare de voir des aurifications faites pour un dollar, des appareils complets pour la mâchoire supérieure payés 60, 80 francs. Des dentistes faisant de la publicité annoncent des appareils complets (une seule mâchoire, haut ou bas) pour 6 dollars (31 fr. 50).

La conséquence de ces prix modiques est que, sauf l'élite de la profession, peu de dentistes gagnent largement leur vie.

Les dentistes réputés adoptent un système de rémunération calculé sur le temps passé, de 4 à 8 dollars par heure. Cette classe de praticiens fait peu ou point de prothèses, et il n'est pas rare de voir les patients demander des soins à un dentiste, la pose d'un appareil à un autre.

Nos conlrères sont victimes de leur système scolaire et des facilités qui en découlent.

Les rapports entre dentistes sont toujours excellents. Cela est la conséquence des Sociétés qui donnent l'occasion de nombreuses fréquentations.

VII. — LES MAISONS DE FOURNITURES.

Les habitudes de la population, le grand nombre des dentistes ont donné une importance considérable aux maisons de fournitures, et nos lecteurs, doivent imaginer le chiffre énorme d'affaires réalisé par la plus considérable, la maison White.

S'il est un point où la supériorité des Américains ne peut-être contestée, c'est certainement dans la fabrication de l'outillage et des matériaux utilisés par nous. Le tour, la tablette opératoire, la digue et ses accessoires, le maillet automatique, les fouloirs à aurifier, le fauteuil dentaire, etc., etc., ont été créés de toutes pièces aux Etats-Unis.

Ce sont bien eux, qui aidés par leurs maisons de fourniture, ont constitué en grande partie notre arsenal moderne, et ont rendu possible les délicates opérations que nous pratiquons actuellement. Il y a là un mouvement, un ensemble d'efforts d'une grande portée et qui a donné les plus grands résultats. Bien des éléments y ont contribué, l'ingéniosité pratique des dentistes, le talent d'exécution des fabricants, et aussi leur hardiesse commerciale et industrielle.

Parmi ceux qui ont coopéré le plus efficacement à cette grande œuvre, on peut donner la première place à la maison White qui a voulu établir et maintenir sa suprématie, en se faisant la promotrice ou au moins l'auxiliaire de toute tentative de progrès. Soit en créant elle-même, soit en modifiant les idées des autres, elle est arrivée à posséder exclusivement la plupart des meilleurs modèles en usage : Il en résulte pour certains produits, une sorte de monopole, qui n'est peut-être pas sans quelques inconvénients, au moins économiques, le prix exagéré des fauteuils par exemple.

Mais enfin, puisque monopole il y a, on ne peut que reconnaître l'esprit libéral qui en atténue les effets.

On ne pourrait certainement pas citer une autre maison de fournitures comprenant aussi grandement son rôle, accueillant et aidant aussi bien les inventeurs, coopérant comme elle à toutes les œuvres d'intérêt professionnel. Les dentistes américains et même l'Art dentaire en général, lui doivent beaucoup et il serait à souhaiter que les dentistes européens trouvassent des auxiliaires aussi novateurs et aussi généreux.

Nous n'avons pas des éléments d'information suffisants pour traiter à fond la question de l'organisation des maisons de fournitures, nous n'avons voulu que signaler comment l'une d'entre elles, la plus puissante du monde, comprend ses rapports avec les dentistes. Son succès lui vient en grande partie de son attitude à leur égard. Cet exemple ne pouvait être laissé dans l'ombre.

VIII. — CONCLUSIONS.

Les documents, les informations rassemblés dans ces études ont donné, — nous avons fait de notre mieux dans ce but, — une idée approximative de l'organisation de notre profession aux Etats-Unis. Nous avons voulu être plus collectionneur de faits qu'appréciateur, car on juge imparfaitement en pays étranger.

L'information convenait mieux à notre rôle que la critique, pourtant nous ne pouvons passer sous silence quelques remarques qui nous venaient à l'esprit en étudiant l'œuvre de nos émules.

Elles trouveront place dans ce court résumé.

Situation légale. — Au point de vue légal, l'exercice de notre art est réglementé dans la plupart des Etats de l'Union, mais il l'est d'une manière particulière. Le Gouvernement, reconnaissant la corporation, lui a confié le soin d'examiner la compétence de ceux qui veulent en faire partie.

Ceux qui voient dans cette mesure restrictive une limitation du nombre des praticiens ne sont guère servis par l'exemple des Etats-Unis puisque ce pays ne compte pas moins de quinze mille dentistes.

Enseignement. — L'enseignement est entre les mains des particuliers ; les pouvoirs publics, la corporation n'ont sur ce point aucun droit de surveillance et de contrôle. En fait, l'individualisme a eu, au début, de grands avantages : il a permis de créer de bonne heure un système d'enseignement supérieur à l'apprentissage. Mais dans l'état actuel, l'école exclusivement privée offre de graves inconvénients : elle met en opposition d'intérêts les fondateurs et professeurs des écoles et la corporation. Celle-ci exigerait que ceux qui entrent dans la carrière fussent de plus en plus capables. Ceux là, pour vivre, pour réaliser des bénéfices, ont besoin de lancer beaucoup de dentistes dans la circulation, fussent-ils formés hâtivement. Si l'instruction des dentistes est une industrie, on ne peut échapper aux conséquences mercantiles de l'entreprise qui se manifestent par l'abaissement du niveau des études, par des complaisances sur leur durée et aussi par la transformation de toute école en un établissement de dentisterie à bon marché.

On a intérêt à avoir beaucoup d'élèves à cause des droits d'inscription qu'on leur demande, et aussi pour en faire des travailleurs gratuits, fabriquant les nombreux appareils de prothèse sur lesquels les propriétaires de l'école réalisent un bénéfice. Comment s'étonner que les professeurs de certaines écoles tirent ainsi 6,000, 7,000 dollars et plus des établissements scolaires qu'ils ont fondés !

Ces dernières années on a senti quelques-uns de ces inconvénients et on a essayé de réagir en élevant le niveau des études et en augmentant leur durée. Ces mesures sont excellentes et elles auront pour conséquence de rendre l'existence difficile à quelques écoles interlopes inondant l'Amérique... et l'Europe de D. D. S. qui n'ont de doctoral que le diplôme qu'ils ont acheté.

Les sociétés dentaires. — On ne peut qu'admirer l'organisation pratique des sociétés d'odontologie en Amérique et l'intérêt que tous les dentistes y prennent. Comme nous l'avons dit, ces sociétés ont été le facteur le plus considérable dans la marche du progrès professionnel, et l'on ne peut que souhaiter que leur exemple nous incite à donner plus d'extension à nos sociétés existantes. Le mouvement de ces dix dernières années a permis la constitution de plusieurs groupes d'hommes de bonne volonté, mais on peut affirmer que la masse y est restée indifférente et qu'elle ne sent pas l'importance et la nécessité du groupement corporatif. Nous avons beaucoup à faire dans cette voie, notamment en organisant, ainsi que le demandait mon ami Godon, des sociétés provinciales. Les meilleurs parmi les dentistes parisiens ont trouvé profit à se réunir. Dans combien de grandes villes il serait possible d'en faire autant ! Espérons que cette décentralisation ne se fera pas trop longtemps attendre et que les exemples que nous avons cités de petites sociétés locales encourageront ceux qui, en province, déplorent de ne pouvoir s'entretenir de temps en temps de leur art avec leurs confrères.

La littérature professionnelle. — Nous avons montré l'importance du journal en Amérique. Il est le porte-paroles des sociétés et tire tout son intérêt de celles-ci. Il a des ressources plus vastes que les nôtres, par suite de l'appui que les dentistes et les fournisseurs lui accordent.

Enfin, comme créateurs de modèles d'outils nouveaux, les fournisseurs pour dentistes des Etats-Unis ont une hardiesse commerciale et une ingéniosité mécanique qu'on n'a pas encore atteintes chez nous.

Si ceux qui, par leur générosité, ont rendu possible la mission que nous avons accomplie, si les lecteurs qui ont bien voulu nous suivre à travers cette longue étude pensent que nous n'avons pas été trop au-dessous de la tâche redoutable qui nous a été confiée, nos efforts et nos recherches n'auront pas été sans fruits.

Puissions-nous avoir aussi aidé à faire quelques progrès, à rallier quelques bonnes volontés, afin de travailler avec des forces accrues au relèvement de l'art dentaire dans notre pays. Sans le mouvement de ces dix dernières années, le public aurait pris l'habitude de penser que le dentiste français était un retardataire. Rendons ce reproche de plus en plus impossible.

La conclusion ultime de cette étude est dans la répétition du vieil axiome :

L'union fait la force.

Quand tout le monde en sera-t-il convaincu en France ?

IX. — COMPTE RENDU SOMMAIRE

DES TRAVAUX DE LA XVIII° SECTION DU IX° CONGRÈS INTERNA-
TIONAL DES SCIENCES MÉDICALES TENU A WASHINGTON

La séance d'inauguration eut lieu dans le plus grand théâtre de
la ville *Albaugh's Opera House*. L'assistance était des plus nombreuses et débordait en dehors de la salle.

Le président de la République, M. Cleveland, nous fit l'honneur d'ouvrir le Congrès. Il s'exprima en ces termes :

« Notre pays doit se féliciter de voir réunis aujourd'hui dans
sa capitale un si grand nombre de citoyens et d'étrangers distingués, tous médecins et tous dévoués au progrès de la science et
de l'humanité.

« Mon devoir est ici agréable, mais de peu de durée ; il consiste à déclarer ouverte la neuvième session du Congrès international des sciences médicales. »

Puis MM. Hamilton, secrétaire général, et Garnett, président
du comité des fêtes, communiquèrent à l'assemblée les détails
de l'organisation du Congrès et les dates des réceptions et fêtes
offertes aux délégués.

M. Bayard, secrétaire d'Etat, prit ensuite la parole ; son discours
éloquent souleva à plusieurs reprises les applaudissements. Il
rendit hommage au rôle, à la mission du médecin dans la société
actuelle :

« Nous savons apprécier et respecter les hommes de science ;
nous vous saluons donc comme gardiens de la santé des nations
et nous reconnaissons pleinement dans votre profession la plus
noble école d'utilité humaine.

« Dans les progrès faits pour adoucir la souffrance, pour pro-
longer l'existence de vos semblables, nous avons reconnu notre
dette vis-à-vis de ceux pour qui bien souvent un simple mot de
gratitude est toute la récompense. »

Puis les délégués étrangers vinrent remercier tour à tour les
membres du comité d'organisation et les autorités de leur bien-
veillant accueil : MM. Lloyd pour l'Angleterre, Lefort pour la
France, Nuna pour l'Allemagne, Semnola pour l'Italie et Reyer
pour la Russie.

Le président du Congrès, M. Davis, fit ensuite la conférence
d'ouverture. La nature complexe de l'art médical, la nécessité

de l'étude de l'ensemble, l'avantage des réunions des sociétés médicales, furent successivement abordés par l'orateur.

Des applaudissements saluèrent M. Davis. Puis M. le président de la République vint lui serrer la main.

La séance d'ouverture était terminée.

Dès l'après-midi le travail commençait dans les sections.

XVIIIᵉ SECTION

CHIRURGIE DENTAIRE ET BUCCALE

J. TAFT, DE CINCINNATI, *président*

Secrétaires : Dudley, de Sa'em, Rehwinkel, de Chillicothe

Après quelques paroles de bienvenue, le président de la section, le Dʳ Taft, fit le discours d'ouverture ; il prit pour sujet :

Le développement de l'art dentaire.
Les facteurs et les forces qui y contribuent

En plaçant à la tête de la XVIIIᵉ section notre éminent confrère le Dʳ Taft, les dentistes américains ont voulu témoigner de leur estime à l'un des vétérans de la profession, à l'auteur d'un des meilleurs livres classiques que nous possédions, livre dans lequel plusieurs générations de dentistes ont appris la dentisterie opératoire.

L'orateur passa en revue l'histoire de l'art dentaire dans le monde et principalement en Amérique. Il rappela au milieu de quelles difficultés les premières sociétés dentaires fonctionnèrent, l'apparence de hardiesse de ceux qui publièrent, en 1839, le premier journal dentaire l'*American journal of Dental science,* et qui établirent l'École dentaire de Baltimore en 1840. Il montra combien ces fondations répondaient à des nécessités réelles, que l'Europe a senties à son tour et qui, selon les pays, ont pris différentes formes, agissant dans certains avec le concours des gouvernements et dans d'autres ne reposant que sur l'initiative privée. Quels qu'aient été les moyens, la place accordée à l'art dentaire a été croissante :

Il termina en disant :

« Avons-nous fait tout ce dont nous sommes capables ? Avons-nous atteint le point le plus élevé. Nous pensons qu'il est possible de faire encore plus. Les forces dont nous disposons sont plus grandes que jamais. Jamais notre littérature n'a fait mieux son office d'information. Le travail de nos associations n'a jamais été aussi grand, aussi suivi. Nos écoles ont reçu de nouvelles impulsions pour aller plus loin et plus haut. Nous pouvons donc garantir que nous obtiendrons de plus grands résultats, car la soif d'avancement ne fut jamais plus grande.

« Notre profession est unie, nous marchons en une colonne compacte où chaque individu jouit de l'indépendance de la pensée, où tous sont en commune sympathie. Les factions, les divisions n'éparpillent pas nos forces, et ensemble nous travaillons à l'accomplissement de la tâche, à la défense des hauts intérêts dont nous avons la garde.

« Le travail de cette section est attendu par ceux qui ne peuvent y participer avec de grandes espérances. Laissez-moi croire qu'elles seront satisfaites. »

Quand les applaudissements eurent cessé, la Société dentaire de Minnesota présenta au Dr Taft un témoignage d'estime et de reconnaissance pour ses services professionnels.

Ce cadeau reproduisait une dent de mammouth ; un cercle en or portait l'inscription.

Ce touchant incident terminé, la séance continua.

Voici la nomenclature des démonstrations et communications faites à la XVIIIe Section :

1° Partie clinique

ATHINSON. Chirurgie orale et pyorrhée alvéolaire.

W. CARR. Traitement des fractures du maxillaire par le moyen d'attelles interdentaires.

INGERSOLL. Traitement chirurgical des gencives.

BOUTON. Aurification à l'or adhésif à l'aide du maillet électrique.

OTTOFY. Implantation.

ADAIR. Traitement de la pyorrhée alvéolaire.

W. RICHARDS. Méthode pour atteindre et traiter les abcès alvéolaires et ceux du sinus.

JONES. Traitement de l'abcès alvéolaire et de la nécrose.

LUDWIG. Aurification de contour sur une deuxième bicuspide supérieure droite.

GAYLORD. Aurification avec un maillet pneumatique.

HASKELL. Travail du Continous Gum.

HALL LEWIS. Travail de la plaque d'or. Nouvelle méthode pour fixer les dents artificielles.

PARR. Couronnes en or et porcelaine.

PATRICK. Méthode pour faire les couronnes en or et le bridgework.

TURNER. Application de bandes simples pour corriger certaines irrégularités.

MC. CAUSEY. Traitement des pulpes gangrénées.

L. JACK. Traitement conservateur de la pulpe.

GERAU. Aurification par la méthode de Herbst.

CONRAD. Traitement et obturation immédiate des canaux radiculaires.

SHUMWAY. Emploi de fouloirs avec pointes d'ivoire pour l'aurification.

VASSAL. Obturation des canaux radiculaires.

SMITH. Obturation des canaux radiculaires avec une tige d'or et de la gutta-percha. — Obturation d'une cavité antérieure proximale antérieure avec de l'or mou.

SALOMON. Maillet électrique et opération de contour.

CRENSHAW. Maillet électrique et obturation de contour.

YOUNGER. Implantation de dents.

J. ALLAN. Travail à gencive continue.

JACKSON. Modèles et applications pour le redressement des dents.

MORRISON. Obturation des canaux radiculaires avec de l'or pur en fil.

HOFHENIZ. Opérations de contour sur les dents antérieures.

NILES. Opérations avec l'or mou et l'or adhésif combinés.

DAVIS. Opérations de contour avec le maillet électrique.

M. ALLEN. Aurification avec l'or de Steurer.

MARSHALL. Aurification de contour en employant de l'or (velours), en cylindres.

WLINKLER Insertions de fragments de porcelaines dans les cavités labiales des dents antérieures.

CHAPPELL. Aurification de contour avec l'or de Chappell.

DICKINSON. Obturation des cavités des molaires et des bicuspides avec l'or et l'étain combinés.

HARVEY. Obturation de contour sur les incisives avec les feuilles d'or et de platine associées.

GAYLORD. Aurification avec le maillet pneumatique en employant l'or de Wolrab.

ADAIR. Pyorrhée alvéolaire.

P. DUBOIS. Présentation de deux nouveaux tours, l'un à pédale pour les opérations buccales, l'autre à la main pour le travail prothétique. (Modèles de M. Bergstrom).

Présentation d'un maillet électrique. (Modèle de M. Gillard).

LEWIS. Nouvelle méthode pour attacher les dents aux plaques d'or.

CALL. Couronnes d'or massif.

MERRIAM. Travail des couronnes. Nouvel instrument pour les canaux radiculaires.

Bonwill. Nouveaux tours dentaires. Historique du maillet électrique.

Parr. Séparateur universel.

Whitefield. Blanchissement immédiat des dents mortes.

H. Smith. — Emploi du maillet à main.

Waters. Travail à pont. Reconstitution à l'aide du maillet électrique.

Case. Obturations or et étain.

Spaulding. Obturations de contour avec des pointes lisses.

Weehs. Aurification de contour avec le maillet à main.

Timme. — Méthode de Herbst.

R. Starr. Coiffage de pulpe exposée.

Price. Pointes lisses et or mou.

Barker. Obturation de contour avec or mou et or adhésif associés à l'aide de la pression à la main.

Stowell. Couronnes artificielles.

Merriam. Couronnes en or.

E. T. Starr. Travail à pont.

Walker. Aurification de contour en employant les séparateurs de Shepards et les matrices de Mac-Kellops.

Mac Kellops. Aurification de contour sur des incisives centrales.

Campbell. Tour hydraulique.

Tompson. Couronne de How et travail à pont.

Genexe. Articulateur anatomique. Syphon. Spéculum.

Th. Read. Instrument pour retirer les sondes et drilles brisées dans les canaux.

Chewning. Aurifications de cavités antérieures et postérieures avec de l'or mou en terminant avec l'or adhésif.

Bletcher. Clinique sur la photo-micrographie.

Communications orales

Taft. Discours d'ouverture.

J. Porre. Pyémie chronique d'origine dentaire.

Brasseur. De l'usage de l'air en thérapeutique dentaire.

Cravens. Traitement des dents mortes.

Weehs. Matrices comme auxiliaires pour l'obturation.

Metnitz. L'ostéo-myélite.

Jennison. L'esthétique de l'art dentaire.

Andrews. L'origine des fibrilles dentinaires (avec projections micro-photographiques).

Abbott. Des fractures de la dentine.

Fletcher. La dentine secondaire (avec projections micro-photographiques).

H. Mummery. Anatomie et pathologie dentaires avec photo-micrographies.

BUSH. Pathologie comparée de la dent avec référence spéciale à la défense de l'éléphant.

ANDRIEU. La molaire de six ans.

MARSHALL. Opération pour la cure de la névralgie chronique de l'articulation temporo-maxillaire avec douleurs reflexes dans le plexus brachial droit ayant duré pendant huit années.

CRUTTENDEN. Articulation des dents artificielles.

THOMPSON. La fonction influe-t-elle sur l'évolution de la structure ?

DAVENPORT. Santé et maladie.

G. ELLIOTT. La force en art dentaire.

TH. DAVID. La stomatite aphteuse et son origine.

P. DUBOIS. De la nécessité d'une enquête internationale sur les dents des différents peuples.

GODON. L'enseignement de l'art dentaire.

LECAUDEY. Avantages de la cocaïne.

GODDART. Douleurs de l'articulation temporo-maxillaire causées par les anomalies dentaires.

INGERSOLL. Inflammation des tissus de la bouche.

CHISHOLM. Influence des changements de temps sur l'organisme humain.

TALBOT. Étiologie des anomalies des dents et des maxillaires.

PATRICK. Anomalies dentaires.

H. AUGLE. Notes sur l'orthodontie avec un nouveau système de régulation et de fixation.

YOUNGER. Implantation. Vitalité du périoste alvéolo-dentaire.

MOORE. Couronnes de porcelaine.

Les comptes rendus détaillés des séances du Congrès ont été publiés dans l'*Odontologie* (1). Nous pensons superflu de les reproduire ici.

(1) Voir *Odontologie* 1887, page 590. 1888, page 6. 116. 184, 324.

FIN

Paris. — Alcan-Lévy, imp. breveté, 24, rue Chauchat.

A 3

www.ingramcontent.com/pod-product-compliance
Lightning Source LLC
Chambersburg PA
CBHW050516210326
41520CB00012B/2329